EXPOSÉ

D'UNE

NOUVELLE MÉTHODE DE TRAITEMENT

POUR

Les fractures du corps et du col du fémur,

PRÉSENTÉ A L'ACADÉMIE ROYALE DE MÉDECINE, LE 12 OCTOBRE 1841,

ET LU DEVANT CETTE COMPAGNIE, LE 8 FÉVRIER 1842,

Par J.-B. MAURIAL-GRIFFOUL,

Docteur en médecine, ex-Chirurgien aide-major des armées, etc.

peu étudié et mal rapporté

PAR M. LE PROFESSEUR VELPEAU,

Le 25 avril 1843.

———❈———

Prix : 1 Franc 50 centimes.

———❈———

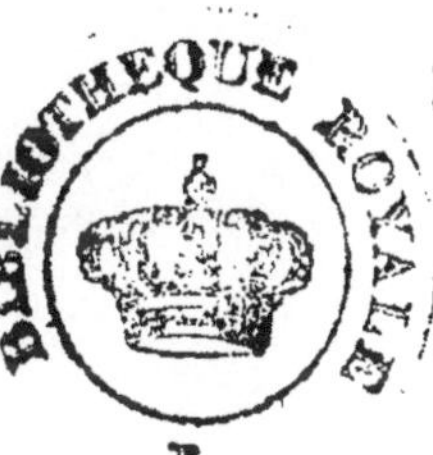

« Car je me suis trouvé en campagne aux batailles, escara-
» mouches, asseauts, et siéges de villes et forteresses, comme
» aussi encloses villes, avec les assiégés, ayant charge de trai-
» te r les blessés ; Dieu sçait combien le jugement d'un homme
» se parfaict en cet exercice : où le gain étoit éloigné, le seul
» honneur vous est proposé. »

(OEUVRES D'AMBROISE PARÉ.)

PARIS.

JUST ROUVIÈRE, Libraire, rue de l'École de Médecine, 8 ;

L'AUTEUR, rue du Faubourg Saint-Martin, 54 ;

ET LES PRINCIPAUX LIBRAIRES DE PARIS ET DES DÉPARTEMENS.

———

1844.

IMPRIMERIE DE MADAME DE LACOMBE,
rue d'Enghien, 12.

PRÉFACE.

Ne pouvant silencieusement supporter l'injustice, surtout quand elle m'est faite au préjudice de la science et de l'humanité, et par des hommes qui semblent avoir reçu mission de faire progresser l'une et de protéger l'autre, je vais exposer des faits qui donneront au public médical la mesure de la valeur scientifique et de l'impartialité de l'Académie royale de médecine, s'il en faut juger, du moins, par le choix qu'elle fait trop souvent de certains rapporteurs, auxquels elle se soumet aveuglément.

Je déplore, moi-même, le rôle que joue la Compagnie savante, dont les faits suivans esquissent le tableau. Le 12 octobre 1841, jour où j'entrai pour la première fois dans la salle de ses séances, afin de la voir fonctionner, je me fis inscrire, dis-je, pour lire devant elle mon travail touchant une nouvelle méthode de traitement pour les fractures du corps et du col du fémur, avec l'intime conviction qu'il inspirerait quelqu'intérêt à nos académiciens, à cause de son incontestable utilité, de l'accueil favorable qu'il reçut du bureau, et des félicitations que me prodiguèrent plusieurs membres distingués à qui je l'avais communiqué auparavant. Encouragé dans mon œuvre par ce début, je me rendis aux séances de l'Académie avec exactitude pendant deux mois, durant lesquels je sollicitai mon tour de lecture avec instance auprès de M. le président. Fatigué de mon peu de succès, malgré tout l'intérêt que mon mémoire lui inspirait, ainsi qu'à M. le secrétaire perpétuel, je hasardai une visite auprès de M. le professeur Velpeau, que je savais être un des membres les plus influens, avoir une forte voix au chapitre de l'Académie, et à qui, par conséquent, il serait facile de hâter mon tour de lecture, s'il voulait bien s'y prêter. Sur les derniers jours de novembre, dite année, je me rendis donc chez lui, rue de Verneuil, muni de mon modeste manuscrit, auquel était joint le dessin de mon appareil, pour les fractures de la cuisse, par l'association des deux membres pelviens.

Toujours disposé à rendre hommage au talent et au savoir, je saluai M. Velpeau, en conséquence de l'estime et de la confiance qu'il m'inspirait, en lui présentant mon travail ; mais, lui, oubliant qu'il parlait à un praticien à cheveux blancs, répondit brusquement *qu'avant de présenter pareille chose, il fallait s'informer si déjà il n'existait pas des appareils meilleurs.* Cette leçon, que j'étais loin d'aller chercher, et que j'attendais encore moins, me fit repartir qu'il ne s'agissait pas de juger si mon appareil était bon ou mauvais, et que l'unique but de ma visite était de le prier d'user de son influence à l'Académie, afin de presser mon tour de lecture, car, j'y suis inscrit depuis long-temps pour cela, lui dis-je. M. Velpeau, changeant de ton, promit de me rendre le service que je lui demandais, et ajouta qu'ordinairement il était nommé rapporteur dans ces occasions, mais qu'il refuserait de l'être à mon égard. Ainsi se termina notre première entrevue. Après un échange de politesses, je cédai ma place à un autre, dans son cabinet.

Je continuai en vain mes instances auprès de l'Académie, jusqu'au 14 décembre suivant, où je me décidai à écrire au conseil d'administration, la lettre suivante :

Messieurs, depuis le 12 octobre dernier, mon zèle pour le bien de la science et de l'humanité soutient mon courage et ma persévérance à épier le moment où il me sera permis d'avoir l'honneur de lire devant l'Académie mon faible mais utile travail, touchant une nouvelle méthode de traitement, pour les fractures du corps et du col du fémur, accidens qui, dans tous les siècles, ont fait le désespoir des blessés et des chirurgiens.

J'ai une trop haute opinion de toutes nos sommités chirurgicales pour penser qu'il puisse s'en trouver une seule capable de vouloir entraver ou retarder la communication écrite en question, quand bien même elle pourrait détruire tous les systèmes existans, en démontrer le danger, l'insuffisance ou l'inutilité dans les fractures dont il s'agit. Je compte, au

contraire, sur l'appui éclairé de toutes les cé-
lébrités dans notre art pour faire triompher
un principe s'il est reconnu bon.

Animé par ces sentimens, je viens vous
prier, Messieurs, de vouloir bien prendre en
considération 1o l'importance de mon travail;
2o 24 ans de pratique à Paris, avec succès;
3° enfin, la saison où nous sommes, qui favo-
rise tant les fractures du fémur, et la pureté
de mes intentions, pour hâter, dis-je, la lecture que je désire faire avec tant d'ardeur.

J'ai l'honneur d'être avec respect et considération, etc. — Je joins ici un exemplaire
d'une modeste brochure, que je fis paraître
pour les pauvres; je prie le conseil d'avoir la
bonté de l'accepter.

Cette lettre, écrite sous l'inspiration de ma
première visite à M. Velpeau, ne faisait d'allu-
sion qu'à lui seul. Plus tard, j'ajoutai à mon
travail *qu'il est immoral et inhumain de distinguer
le pauvre du riche, entre les mains du chirurgien.*
Je ne me dissimulai point alors que M. Velpeau
pouvait en être nommé le rapporteur, et que
mon addition était peu propre à me le rendre
favorable; mais mes principes et mon caractère

ne me permirent pas de m'arrêter pour si peu
de chose, et de manquer l'occasion de styg-
matiser, comme elle le mérite, une distinction
que tout homme de bien doit repousser, quoique M. Velpeau l'ait défendue avec chaleur, à
l'occasion de son rapport sur l'amputation sus-
malléolaire, pour faire admettre une jambe
artificielle (séance du 12 octobre 1841, pré-
sidence de M. Barthélemy). M. le rapporteur
termine ainsi les conclusions de son travail :
« La jambe artificielle qui remplit le mieux
» jusqu'ici toutes les indications, en pareil cas,
» est celle qu'a imaginée et que fabrique M. Fer-
» dinand Martin. Avec cette jambe, les person-
» nes qui habitent les grandes villes, ou qui
» vivent dans l'aisance et sans fatigue, peuvent
» se livrer à toutes les occupations relatives
» aux besoins ordinaires de la vie sociale. Que
» pour les ouvriers livrés à des travaux péni-
» bles, les paysans, les habitans de la campa-
» gne en général, *pour les pauvres surtout*, et
» pour toutes les personnes qui ne seront pas
» à portée de recourir à un bon mécanicien,
» c'est encore une question de savoir si l'ampu-
» tation sus-malléolaire doit être préférée à

» l'amputation au lieu d'élection. A ces titres,
» nous pensons que des remercîmens doivent
» être adressés à MM. Arnal et Martin, et qu'il
» convient de renvoyer leur important mémoire
» au comité de publication. »

Cette proposition d'amputer les riches, autrement que les pauvres, est une monstruosité en morale, et, à l'égard de l'humanité; pour le démontrer, il suffit de faire observer que le riche opéré par la méthode qui, selon M. Velpeau, *convient à sa position sociale*, sera obligé de se faire opérer une deuxième fois, si, comme il arrive souvent, il perd sa fortune. Je regrette sincèrement que le genre de travail, dont je m'occupe en ce moment, ne me permette pas de traiter plus amplement cette vaste et importante question. Elle sera pour moi, plus tard, l'objet d'un ouvrage spécial, car la morale et la science ont également besoin d'avancement dans le corps médical, qui semble avoir oublié tous les excellens préceptes du père de la médecine, sous l'un et l'autre rapport. Je serais trop heureux si, par la même occasion, je pouvais faire marcher les deux seulement d'un pas.

Le baron Larey, dont je m'honore d'avoir été l'élève et le subordonné, combattit publiquement la proposition de M. Velpeau, avec ardeur. L'Ambroise Paré moderne ne traita de la question, pour la faire rejeter, que le côté scientifique. L'auditoire fut témoin de sa vive émotion, qui fit pâlir M. le rapporteur ; il semblait sentir déjà que le blâme de ce vénérable vieillard, que Napoléon qualifia DU PLUS HONNÊTE HOMME QU'IL EUT CONNU, flétrirait son travail sous le plus saint des rapports. L'âge et les infirmités de M. Larey ne lui permirent pas de soutenir plus long-temps la discussion. M. Velpeau continua la lecture de son rapport, dont les conclusions furent adoptées plus tard sans grande discussion. Ce scandale, car ç'en fut un, ne trouva cependant pas dans l'Académie d'autre défenseur que M. le rapporteur. M. Gimelle déclara, qu'à l'hôtel royal des Invalides, sur trente ou trente-quatre individus, qui avaient subi cette opération, vingt avaient réclamé, postérieurement, l'amputation au lieu d'élection.

Le baron Larey poursuivit son opposition, mais manquant de temps, pour se rendre à la séance du 9 novembre suivant, il écrivit à ses collègues touchant le rapport en question de M. Velpeau, en protestant vigoureusement contre son adoption. Tels furent les premiers faits dont je fus témoin, lors de mon début comme auditeur au sein de l'Académie.

Durant la continuation de mon temps d'épreuve et·d'attente, pour arriver à la tribune de cette Compagnie, je fus encore témoin d'une sorte de parade, qui à défaut d'intérêt m'égaya quelquefois. Dans les séances des 14 décembre 1841, et 4 janvier 1842, s'engagea une très longue discussion pour savoir lequel d'Hippocrate ou de Galien avait le plus mérité de l'humanité ; il n'est pas besoin de plusieurs séances académiques, ce me semble, pour se fixer sur ce point. Hippocrate, cet homme-dieu, fut un génie sans pareil ; il y joignit le courage et la vertu, et n'eut point les travaux de Galien pour l'éclairer, tandis que ce dernier profita de ceux d'Hippocrate et n'associa jamais à son génie ni courage ni vertu. En vérité, il est déplorable qu'un corps de médecins, par qui tant de choses utiles restent à faire, comme nous le verrons dans le cours de cet ouvrage, perde, dis-je, ainsi son temps, en stériles et vaines discussions. Si la Compagnie savante s'occupait, par exemple, à commenter les travaux des Jean-Louis, Petit, Desault, Boyer, Dupuytren, Chaussier, Lavoisier, Guyton-Morveau, Parmentier, Bichat, etc., etc., on ne verrait probablement pas autant de praticiens ne savoir pas pratiquer les opérations les plus simples, et même faire un pansement, et se trouver complètement nuls dans les cas urgens et les épidémies.

Enfin, le renouvellement du bureau des commissions et les salamalecs d'usage, au mois de janvier, ne me permirent d'avoir place à la tribune de l'Académie que le 8 février suivant, jour néfaste, où la moitié de Paris suspend ses travaux pour s'occuper de son culte annuel au bœuf gras, non point pour admirer un beau fait physiologique, profitable à l'agriculture et à l'humanité, mais bien comme un objet de gourmandise et d'une tumultueuse dissipation, au risque d'y perdre la vie ou d'en sortir estropié. Ce fut à cette circonstance que je dus l'honneur d'y avoir pu lire mon travail, à cause de la désertion de la salle, par les protecteurs et les protégés du corps savant. En descendant de la tribune, je fus félicité et très complimenté par plusieurs des membres graves et notables de l'Académie, dont le nombre des présens n'excédait pas vingt ou vingt-cinq. MM. C. et C., surtout, me firent des démonstrations on ne peut plus flatteuses. Elles me furent, de la part d'hommes d'un mérite incontestable, un baume réparateur pour ma longue attente et la fatigue que j'éprouvai, pendant une heure que dura la lecture de mon mémoire, malgré l'instance de M. le président pour la faire suspendre et en renvoyer la continuation à la séance prochaine, comme cela se pratique en ces occasions. Ce dernier parti était le pire pour moi ; mon courage et la bonté de M. le président m'en préservèrent, à mon grand contentement.

MM. Velpeau et Bégin furent nommés commissaires pour examiner mon travail ; le premier fut chargé d'en présenter le rapport. C'est donc par erreur que le bulletin officiel de cette séance porte commissaires MM. Bérard, Lisfranc et Bégin, et que M. Velpeau n'y est pas mentionné ; ce fait nous fournit une nouvelle preuve du peu d'ordre qui règne dans les bureaux de l'Académie.

Je terminerai là ce que j'avais à dire sur ce qui précéda la lecture de mon exposé d'une nouvelle méthode de traitement pour les fractures du corps et du col du fémur, devant l'Académie royale de Médecine. Je crois avoir démontré au lecteur que cette Compagnie, ne le connaissant pas, n'a pu le juger ; que M. Velpeau n'a dû le faire qu'avec prévention et sans l'avoir étudié. J'ai donc le droit d'en rappeler à l'Académie assemblée en majorité, et connaissant mon travail, et à M. le rapporteur lui-même, plus impartial et mieux instruit de son devoir.

Cet opuscule sera en deux parties ; la première comprendra tout le mémoire en question, tel qu'il fut lu devant l'Académie, et la deuxième, la relation des faits y relatifs qui se sont accomplis depuis cette même lecture, avec des considérations scientifiques sur deux autres cas de fracture du fémur, qui y sont postérieurs, les accidens qui journellement arrivent dans la capitale, auxquels on remédie peu ou point et dont l'Académie devrait mieux s'occuper.

L'ouvrage sera terminé par l'examen analytique et critique du rapport de M. Velpeau, du 25 avril 1843. Puissent mes faibles efforts, pour le bien de la science et de l'humanité, faire prévaloir un principe de traitement des fractures (réputées incurables jusqu'à nous, sans laisser des infirmités plus ou moins graves), que le raisonnement et l'expérience s'accordent à trouver bon, malgré les sophismes, les erreurs et le mauvais vouloir de son détracteur! lui, cependant mieux que tout autre, sait que la science se compose de faits, et non pas de paroles, comme le dit le père de la chirurgie française. C'est donc de faits incontestables que M. le rapporteur doit triompher, pour avoir raison; s'il n'avait que mes faibles moyens à combattre, les armes entre nous seraient par trop inégales, et j'abandonnerais la question au savoir et à la bonne foi des praticiens, seuls compétens pour la bien juger.

EXPOSÉ

D'UNE

NOUVELLE MÉTHODE DE TRAITEMENT

POUR

Les Fractures du corps et du col du fémur.

PREMIÈRE PARTIE.

*Mémoire lu devant l'Académie royale de médecine,
le 8 février 1842.*

Messieurs, personne n'ignore, dans le monde médical, que le système de traitement, généralement adopté pour la guérison des fractures du col et du corps du fémur, arrive rarement à sa fin, sans laisser un raccourcissement du membre, plus ou moins considérable. Frappé de cette triste vérité, je m'empressai de mettre en pratique un nouveau procédé, qu'un confrère d'Allemagne fit revivre et nous révéla par les journaux au commencement d'août dernier (voir le *National* du 12). Il consiste tout simplement à se servir du membre pelvien sain, pour redresser, maintenir en place, et dans une absolue immobilité, celui dont le fémur est fracturé. Cette idée n'est point nouvelle, quelques auteurs la font remonter à Ambroise Paré ; Bruninghausin est celui qui, des temps modernes, s'en est le plus occupé, il mit en usage une sorte d'étrier, lia ensemble les gros orteils, et enfin associa fortement entre eux les deux genoux, mais il n'eut jamais la pensée de remplacer par ces moyens les machines à extension continue, son but unique était de s'opposer à la rotation du pied en dehors ; il ne pouvait en atteindre d'autres, avec de si faibles moyens, car pour retenir le pied du membre fracturé, invariable à côté de son pareil, il faut une puissance énorme, tant l'attraction musculaire a d'énergie, comme on le verra par la suite. Le professeur Lallemand fit à la Salpétrière quelques tentatives analogues, elles eurent un égal résultat, c'est-à-dire qu'elles furent abandonnées pour cause d'insuccès.

Cette lumineuse idée, que pressentit et dont s'approcha l'illustre Desault, quand il voulut ne faire qu'un seul corps du membre fracturé et du bassin, au moyen de sa longue attelle et d'un bandage de corps solidement fixé, n'est, dis-je, que la conséquence de l'observation faite par l'immortel Bichat, touchant le mécanisme des membres pelviens ou inférieurs, *l'inclinaison latérale, et la rotation des fémurs sur le bassin ; les pieds appuyant sur le sol, sont impossibles, dit-il, tandis que tous ces mouvemens sont très faciles, quand les deux membres sont libres et qu'ils peuvent agir séparément.* Si maintenant nous trouvons un moyen qui, dans les fractures du corps ou du col du fémur, fixe les deux pieds au même niveau, parallèlement et invariablement ensemble, paralyse et neutralise l'action musculaire, si puissante dans cette région, à laquelle on doit attribuer presque exclusivement les accidens qui accompagnent et compliquent si souvent les fractures en question, nous aurons trouvé le vrai principe sur lequel doit être basé le seul traitement qui leur convient.

En vain le génie des grands maîtres de l'art, depuis Hippocrate jusqu'à nous, s'est exercé à créer et à perfectionner des machines à extension continuée, pour la guérison des fractures qui nous occupent toujours, ou presque toujours, la rétractation musculaire produisant des souffrances inouies et des escarres gangreneuses, a triomphé des efforts de l'art et le blessé est resté estropié, ou avec un raccourcissement marqué du membre fracturé. Le lit d'Hippocrate, le glossocome dont parle Ambroise Paré, la gouttière de Fabrice de Hilden, le procédé de Guy, de Chauliac, de Gooch, Daitken, etc., sont là pour l'attester ; plus tard, des hommes du plus grand mérite pensèrent qu'en fatiguant les muscles moteurs de la cuisse (dont, d'après Bichat, chaque mouvement a le sien propre), par des réductions très fréquentes, à tel point qu'on rendrait leur action nulle, on obtiendrait une guérison exempte de difformité, raccourcissement et fausse articulation, ou non réunion des deux fragmens. Jean-Louis, Petit, Sabatier et autres adoptèrent ce genre de traitement, qu'approuva l'Académie royale de chirurgie ; il eut, dit l'histoire de l'art, de la vogue, mais on vit des fractures, traitées ainsi, n'être pas consolidées au bout de huit ou dix mois, le plus grand nombre avec raccourcissement, et plusieurs ne pas se réunir du tout, tant ce mode de traitement était défectueux ; il tomba aussi dans l'oubli ; jusqu'alors on ne connaissait guère de moyens propres à produire la contre-extension. Vermandois fut le premier qui donna l'idée du bandage ou appareil de Desault, qui consiste, comme on sait, à produire deux efforts opposés, l'extension et la contre-extension ; ce dernier n'était que très imparfait auparavant, souvent le poids du corps était la seule puissance qui l'opérait. Boyer adopta le système et la machine à extension, il y fit des changemens et des améliorations; le pied, dès-lors, ne fut plus entraîné en dehors et détourné de l'axe du membre fracturé, comme aussi les parties molles qui recouvrent l'os ischion ne furent plus autant profondément sillonnées par les bandes ou courroies qui y prenaient leur point d'appui, pour opérer la contre-extension au moyen de la longue attelle. Quoi qu'il en soit de tant d'inventions, perfectionnemens et améliorations, toujours est-il que ces deux grands maîtres furent souvent forcés, à cause d'accidens graves, d'abandonner l'usage de leurs machines à extension continuée, quelque ingénieuse qu'en fût la construction.

Profitant de la déplorable expérience de ses devanciers, dans le traitement des fractures du corps et du col du fémur, le célèbre Dupuytren donna dans un excès contraire : il abolit dans son service public, à l'Hôtel-Dieu, l'usage de l'extension continuée; quelques coussins placés sous le jarret, le membre fracturé étant dans la demi-flexion, et un drap diagonalement roulé, fixé par ses extrémités aux deux côtés du lit, embrassant le membre et ses oreillers, furent les seules pièces de l'appareil des fractures fémorales de ce chirurgien. La mortalité diminua chez ses bles-

sés considérablement, leur torture ayant été sup-
primée ; mais les difformités, raccourcissemens
et fausses articulations allèrent leur train accou-
tumé. Le fondateur de l'anatomie pathologique
avait puisé ses idées, de laisser la cuisse fracturée en pleine liberté et dans la demi-flexion,
chez nos voisins d'outre-mer, mais son génie lui
en fit écarter ce que cette méthode avait de plus
mauvais, je veux dire le décubitus sur la partie
fracturée, les blessés de Dupuytren étaient constamment mis sur le dos. Ce professeur, dit-on,
obtint cependant quelques succès ; je dirai à son
égard, ce que dit Richerand de Boyer, à l'occasion des succès de sa machine perfectionnée, *que
tous les moyens peuvent parfois réussir entre les
mains d'aussi grands maîtres.* Il n'est pas moins
démontré par l'expérience que l'un et l'autre
système de traitement est également mauvais,
puisque le plus grand nombre des blessés restent
estropiés, s'ils ne meurent.

Bell et Post, chirurgiens anglais, furent les in-
venteurs de la méthode qu'adopta en partie le
professeur Dupuytren, que le raisonnement,
d'accord avec l'expérience, n'ont pu faire accepter par les chirurgiens français. Laissons à nos
voisins le privilége d'agir dans les fractures du
corps et du col du fémur dans un sens opposé

aux plus simples notions de physiologie, de physique et d'anatomie.

La machine, ou lit à extension continuée, qu'un
élève du docteur Wattmann, de Vienne en Au-
triche, a inventée et dont quelques journaux ont
parlé, à l'occasion de l'accident arrivé au duc
de Bordeaux, sur la fin du mois de juillet dernier,
ne vaut guère mieux que toutes celles qui l'ont
précédée ; l'idée d'une pareille mécanique n'est ni
nouvelle ni heureuse ; le pied du membre fracturé est retenu fixe , au moyen d'une courroie ,
au bord correspondant de cette machine ; une
sangle large , matelassée , embrasse le mollet.
Celle-ci tient à une corde qui va passer dans une
poulie, laquelle est fixée en haut et en avant de
la machine dont il s'agit. L'extrémité de la corde,
qui passe dans la poulie, soutient un poids plus
ou moins lourd , selon le sujet blessé et la force
d'extension qu'on veut produire. La contre-extension s'opère par le poids du corps du blessé,
dont le membre fracturé se trouve dans la demi-
flexion et suspendu par le mollet, tandis que le
tronc repose sur le dos. Il résulte, pour moi, de
cette description faite d'après une gravure sur
bois, que le patient, après avoir passé plusieurs
mois dans une position des plus gênantes, ne se
relève de son lit de douleur (analogue à celui

d'Hippocrate, qui d'ailleurs n'en parle que pour en blâmer l'usage et le réfuter) que complètement estropié. Il n'en peut être autrement, ce me semble, chez un fracturé à la cuisse, dont le membre n'est maintenu ni fixé, quel que soit d'ailleurs l'appareil qu'on pose, sur la cuisse et le bassin; tous les mouvemens indispensables du membre doivent être très douloureux, et se passer en totalité dans l'endroit même de la fracture.

D'après tant de faits qu'on ne peut contester, j'ai cru me rendre utile à la science et à l'humanité en important et en faisant revivre une ingénieuse idée, d'où découle naturellement, et à fort peu de frais, un mode de traitement nouveau, pour la cure des fractures du corps et du col du fémur, aussi simple que facile à pratiquer, et qui me paraît des plus féconds en heureux résultats.

TRAITEMENT.—OBSERVATION.

Première période.

Je fis usage pour la première fois de l'appareil de fracture dont il s'agit, le 8 du mois de septembre dernier, sur Lucien Krémer, âgé de sept ans cinq mois, rue du Faubourg Saint-Martin, n° 136, à dix heures du matin. Cet enfant, taille de quatre-vingt-dix-huit centimètres environ, d'un tempérament lymphatique et nerveux, venait à l'instant même de faire une chûte sur des sacs remplis de menus grains, du haut d'une échelle portative, élevée d'environ trois mètres trente-cinq centimètres (dix pieds) ; il en était résulté une fracture du fémur gauche, que je crus simple dès le principe, mais qu'après un examen plus attentif, je trouvai comminutive ; elle eut lieu par contre-coup dans l'espace inter-trochantérien qu'on peut, ce me semble, nommer col anatomique. Ce n'est pas que j'aie la préten-tion d'introduire une expression nouvelle dans la science ; seulement, celle-ci peint mieux la chose à ma pensée. Je trouvai le blessé gisant sur un lit, poussant de grands cris, la cuisse gauche considérablement gonflée, très sensible au toucher, avec raccourcissement d'environ cinq centimètres (dix-huit lignes). Tous les symp-tômes, ayant leur siége immédiatement au-des-sous du grand trochanter, ne permirent point de rester incertain sur le diagnostic de cette bles-sure ; il était évident qu'une puissance musculai-re énorme agissait sur le fragment inférieur, que les muscles illiaque, psoas, droit antérieur, etc., étaient les seuls capables de l'opérer, et que, par conséquent, la fracture devait exister au–dessus du petit trochanter, et être comminutive, ne pouvant admettre, à l'âge du jeune Krémer, l'existence d'une fracture oblique ou en bec de flûte, la nature des os ne le permettant pas, et qui, d'ailleurs, eût produit un sentiment particulier de douleur qui n'existait point. Ainsi le siége du gonflement et le grand raccourcissement du membre ne permirent aucun doute sur l'existence d'une fracture comminutive entre les deux trochanters. J'insiste sur ce point, parce qu'un grand nombre d'auteurs de mérite en ont méconnu la possibilité ; mais si on pense que dans cette région l'os de la cuisse se développe par trois points d'ossification ; qu'à huit ans, les deux trochanters ne sont qu'épiphyses, et que, d'ailleurs, Boyer a observé plusieurs fois ces sortes de lésions, tous les doutes, dis–je, s'il en existait encore, se rendront à l'évidence et s'évanouiront.

Le diagnostic de la fracture du jeune Lucien Krémer bien posé, l'irritabilité et l'indocilité qui le caractérisent me firent désirer un aide intelligent ; l'arrivée de M. le docteur Jouënne combla mes vœux à ce sujet. Cet honorable confrère eut la bonté de me prêter son utile concours pour procéder à la réduction de la fracture et à la pose du premier appareil. L'enfant fut placé en travers sur un fond-sanglé, les membres pelviens en dépassant les bords jusqu'aux genoux, couché horizontalement sur le dos. Maintenu dans cette position par deux aides, mon confrère fit lui seul l'extension et la contre-extension, pendant une demi-heure que durèrent la pose d'un bandage roulé, sur chacun des membres pelviens, depuis les orteils jusqu'aux genoux, et l'application du bandage de Scultet sur la cuisse fracturée, depuis le genou jusqu'au périnée. Les choses ainsi disposées, l'extension et la contre-extension continuées, les deux jambes et les deux pieds furent ramenés à leur niveau et parallélisme parfaits, et fortement fixés ensemble dans cette position, au moyen d'une planchette commune aux deux pieds, percée d'une mortaise au centre, égalant en hauteur et largeur ces mêmes dimensions, des surfaces plantaires, réunies en une seule, contre laquelle la planchette commune fut bandée. Une courte attelle (de douze centimètres environ), matelassée, placée en travers des régions dorsales, solidement fixée au moyen de plusieurs tours de bandes en 8 de chiffre, passant successivement sur les régions plantaires, tarsiennes et dorsales des deux pieds, ainsi qu'à la partie postérieure et inférieure des deux jambes, donnèrent à l'appareil une telle solidité que tout mouvement partiel devint impossible. Un tampon ou coussin de remplissage fut posé dans l'interstice antérieur des jambes, depuis la courte attelle, jusqu'à moitié cuisse ; puis un bandage roulé et une longue attelle maintinrent cette pièce qui ne fit plus qu'un seul et même corps avec les deux membres pelviens. Un bandage de corps, légèrement serré, compléta l'appareil général et ajouta encore un degré de solidité au bandage de Scultet, posé sur la fracture. Quelques jours plus tard, une attelle longuette y fut aussi placée.

Les accidens inflammatoires et nerveux furent nuls durant cette première période du traitement. Le jeune blessé n'éprouva un peu de fièvre que dans les deux ou trois premiers jours de son accident ; la diète absolue et une boisson tempérante suffirent pour la dissiper. Alors les alimens liquides furent permis, tels que du lait ou du bouillon. Le jeune Krémer ne tarda pas à user, presque à discrétion, d'une alimentation plus solide, puisée principalement dans le règne végétal, dans le double objet de produire à la fois un effet nutritif et laxatif. Bientôt toutes les fonctions reprirent leur état normal, et le jeune blessé ne s'aperçut de son accident que par le repos absolu des membres pelviens , que l'appareil le forçait d'observer ; cependant, il a toujours conservé la faculté de fléchir le bassin sur les cuisses et de satisfaire à ses premiers besoins. Nonobstant ma recommandation aux parens , dans le principe du traitement, de s'opposer, autant que possible, à toute espèce de mouvemens généraux du bassin sur les cuisses , dans la crainte qu'ils ne se passassent, en partie du moins, dans le lieu de la fracture , mais l'indocilité du malade ne permit pas de tenir compte de mon avis , qui, d'après l'expérience, n'était pas fondé, les mouvemens se sont tous passés dans les articulations coxo-fémorales ; celle du côté droit , restée saine et conséquemment parfaitement libre , a suffi pour régulariser les mouvemens des deux fémurs. La solution de continuité du fémur gauche ne put altérer les mouvemens de celui du côté droit ; celui-ci entraîna avec lui le membre fracturé dans ses mouvemens de flexion sur le bassin, comme si aucune fracture n'eut existé, ne faisant ensemble, par l'appareil mentionné, qu'un seul et même corps solide avec le bassin, ainsi que le tenta pour un seul membre l'ingénieux Desault : mais il en fallait deux.

Avant de terminer ce paragraphe de mon faible travail, je dois noter un phénomène bien singulier qui se passa à l'occasion du jeune Krémer, sur la fin de la première période du traitement, et dont je regrette de n'avoir pas eu connaissance plus tôt. Vers le 1er ou le 2 du mois d'octobre dernier, la mère du blessé, Madame Krémer, me réitéra ses instances pour le renouvellement du premier appareil de son fils, en place depuis le huit septembre, sans être en rien dérangé dans sa forme ni dans ses effets, mais répandant une odeur de pourriture prononcée. Mon hésitation à renouveler un appareil de fracture, existant à la cuisse surtout, depuis près d'un mois, était fondée sur la nécessité qu'il y a de laisser dans le plus parfait repos et le plus long-temps possible les membres ainsi blessés. Pour appuyer son vœu, Madame Krémer me montra dix ou douze champignons pédiculés, ayant un chapeau rond irrégulier, couleur jaune-paille, du genre des agarics ; je doutai, alors, de la sincérité de l'affirmation que me fit Madame Krémer, que les champignons avaient été recueillis sur l'appareil de son fils, qui, dans les parties en contact avec les organes génitaux et l'anus, était en décomposition. Réfléchissant au fait que je viens d'énoncer, Madame Krémer persistant dans son assertion, dont je puis mieux apprécier la moralité, je ne puis plus long-temps douter, dis-je, que réellement des champignons, dont le plus grand avait environ trois centimètres de hauteur, et le plus petit un centimètre seulement, ne se soient développés sur l'appareil de fracture du jeune Krémer, où tous les élémens de végétation existaient pour ces cryptogames, chaleur, obscurité, humidité, matières animales et végétales en fermentation. Mais je laisse à d'autres, plus versés que moi dans la physiologie et la physique végétale, le soin de mieux traiter et expliquer le phénomène dont je viens de parler.

Deuxième Période.

Le 5 octobre dernier, le premier appareil de fracture du jeune Krémer, fut renouvelé et fort peu simplifié, en présence et avec l'aide de M. le docteur Jouënne, qui me fut utile et agréable, autant qu'en premier lieu ; les premiers tours de bande étaient entièrement désorganisés, on les détacha par lambeaux, jusqu'au genou depuis le périnée ; cependant le restant du bandage de Scultet paraissait conserver à la partie antérieure de la cuisse, assez de solidité pour s'opposer à la courbure du cal, seul accident possible avec l'appareil que je viens d'innover. La fracture fut trouvée presque consolidée ; la cuisse, à la hauteur des trochanters, légèrement gonflée, mais un peu arquée à l'endroit de la fracture, c'est-à-dire au-dessous du grand trochanter, circonstances qui confirmèrent la justesse du dernier diagnostic, le membre dans sa longueur naturelle, sans atrophie, œdématie ni douleur. La pose du deuxième appareil rectifia la légère difformité que nous venons de mentionner ; une attelle longuette, dont il a été parlé, fut placée et fortement fixée, sur et en dehors de la fracture, pardessus le bandage et appareil général, la convalescence dès-lors marcha à grands pas, des analeptiques confortans pour hâter la consolidation du cal furent conseillés. Le jeune Krémer, bientôt, ne mit d'autres bornes à son régime que celles de son appétit. Toutes les fonctions s'accomplirent si parfaitement que l'embonpoint et la force musculaire augmentèrent, durant cette période, sensiblement. L'enfant, loin de s'affliger de la prolongation de sa contrainte et de ses liens, s'en fit un jeu, on le vit en peu de jours, non seulement fléchir brusquement et sans précaution le corps sur les cuisses, mais fléchir celles-ci sur le bassin, à tel point de faire souvent toucher les deux pieds réunis à sa figure, et autres singeries de son âge, qui étaient d'une grande importance pour le médecin observateur. En effet, ses mouvemens de jonglerie, dignes d'un saltimbanque, prouvaient deux choses capitales, la première, que les mouvemens de l'os fracturé étaient entièrement à l'état normal, et la deuxième, que le cal était assez solide pour supprimer tout appareil.

Malgré l'état on ne peut plus satisfaisant où se trouva le jeune blessé, après le renouvellement du premier appareil et toute la durée de la deuxième période du traitement, la prudence ne permit pas de mettre cet indocile en liberté, de céder à son grand désir d'être délivré de son appareil ; cette simple et dernière opération fut ajournée jusqu'à la fin du mois d'octobre qui vient de s'écouler. L'enfant se résigna, ses fonctions et ses jeux ne furent point troublés. Le 1er novembre courant, la suppression de l'appareil de fracture fut promise pour le 3 au jeune Krémer ; en attendant, mon honoré confrère, M. Jouënne eut la bonté de s'occuper à dessiner le grand appareil dont nous avons donné la description. Il s'en acquitta en artiste, quoiqu'il ne se prétende en dessin qu'un simple amateur ; je conserverai précieusement la figure, faite par lui, d'un cas de pratique important qui m'a fourni l'occasion de mettre en usage un appareil des plus utiles, par intérêt pour la science et l'humanité, et comme un agréable souvenir d'un confrère bon, obligeant et capable.

L'enfant Krémer ne fut préparé, quelques jours d'avance, à voir libres ses membres pelviens, que pour modérer l'impression morale que le désir de sa liberté lui causait, je le crus d'autant plus utile, que je le supposais capable d'en abuser et de provoquer par la raideur de son caractère, quelques graves accidens.

Troisième et dernière période.

Ledit jour, 3 du mois de novembre courant, à dix heures du matin, heure du rendez-vous avec M. le docteur Jouënne, je me rendis auprès du jeune Krémer ; la docilité de celui-ci était devenue exemplaire, menacé qu'il était de garder encore ses liens, s'il manquait de soumission.

Nous commençâmes, M. Jouënne et moi, par dégager les pieds de la planchette commune, de la courte attelle, du coussin de remplissage et de l'attelle qui le maintenait ; ensuite les bandages roulés des deux jambes furent enlevés , les parties des membres pelviens mises à nu. J'observai une empreinte considérable, transversale sur le coude-pied gauche , fortement ecchymosée, longue d'environ deux centimètres et large d'un centimètre , sans gonflement ni sensibilité au toucher. Je portai ensuite mon attention sur le coude-pied droit : aucune empreinte, aucune ecchymose semblable ou analogue n'y existait. Que doit-on conclure de ce fait, qui me paraît très important et que je fis remarquer à trois personnes présentes , dont M. Jouënne fut du nombre ? que la puissance musculaire, qui appelle en haut le fragment inférieur, est énorme, surtout dans les fractures comminutives ou obliques du fémur , ainsi que dans celles qui ont lieu hors de la capsule , du col pathologique de cet os. Dans ce cas, dis-je, aucun obstacle naturel ne peut adoucir la rétraction des muscles si puissans. Ceci explique clairement le raccourcissement considérable du membre fracturé, livré à lui-même, comme le pratiquait le professeur Dupuytren, à l'exemple des Anglais, à la différence que ceux-ci couchent le blessé sur le trochanter du membre fracturé , et que le premier le couchait sur le dos , ce que je trouve très différent pour la mémoire de Dupuytren.

Le fait de l'ecchymose tarscienne , dont nous nous occupons en ce moment, rend compte également des escarres gangréneuses, sur l'yschion et le coude-pied , des sillons que creusaient les courroies ou bandes sur les parties molles, des cuisses, des fesses, des. hanches et des pieds où les mêmes pièces d'appareil prenaient leur point d'appui, pour l'usage des machines à extension continuée, sur lesquelles je ne reviendrai point en ce moment. L'empreinte tarscienne, existant exclusivement sur le pied du membre fracturé, prouve encore qu'il ne faut rien moins que la planchette commune et la courte attelle transversale, entre lesquelles pièces fondamentales de l'appareil sont enclavés les deux pieds avec quinze à vingt tours de bandes entre-croisées, pour s'opposer efficacement à la rétraction musculaire, capable de produire l'empreinte dont nous avons parlé, dinamomètre curieux, qui prouve encore que l'association des deux pieds et des deux jambes, par Bruninghausen, n'était pas apte à produire l'extension, comme le remarque et le dit le professeur Boyer.

Tous les bandages roulés ayant été enlevés des deux membres pelviens, celui de Scultet, placé sur la fracture, le fut aussi immédiatement; quelques légères phlyctènes (deux ou trois) çà et là se firent remarquer. Le membre, parfaitement droit, sans gonflement ni œdématie, présenta tous les caractères d'une parfaite et solide guérison. L'appareil de fracture du sujet de cette observation fut ainsi supprimé. L'enfant resta libre sur son lit toute la journée ; je m'éloignai après avoir pratiqué sur le membre malade des frictions avec le liniment volatil camphré. Dans la soirée de la même journée, ces mêmes frictions furent faites de nouveau , et un bandage roulé, depuis les orteils jusqu'au périnée , légèrement serré , fut posé sur le membre qui fut fracturé et si heureusement traité. Dès le 5 novembre courant, le jeune Krémer n'a cessé de mouvoir sa jambe gauche dans tous les sens et de s'en servir sur son lit, dans ses mille et mille mouvemens, comme il eût pu le faire il y a un an.

Tels sont, Messieurs, les avantages immenses que la science et l'humanité peuvent attendre , chez les adultes comme chez les enfans , de la nouvelle méthode pour le traitement des fractures du corps et du col du fémur , dont je viens d'importer l'idée. Si le jeune Krémer a présenté des circonstances favorables au succès, sous les rapports de l'âge et du siége de la fracture , des causes morales redoutables les ont souvent compromises; mais, comment pourrait se déranger le membre pelvien fracturé ? quelle cause ou puissance peut faire remonter le pied qui en dépend? Aucune ; il faut absolument qu'il reste droit et que la guérison de la fracture, au moyen de l'appareil invariable dont il est question, s'opère aussi parfaitement qu'on le désire; cela me paraît mathématiquement démontré. Mon appareil se pose donc avec autant d'espoir de succès qu'un artiste fondeur puisse en avoir en son œuvre, quand il jette le métal liquide dans un moule, et cela sans extension continuée, tortures, production d'escarres, difformités, ni raccourcissement. La manière d'agir de l'appareil est toute particulière ; elle mérite la plus grande attention. Le membre fracturé n'est soumis à aucun tiraillement ; il est invariablement retenu dans son lieu naturel, et ne peut être ni plus ni moins allongé qu'il ne faut. Cette nouvelle espèce d'extension permanente ne demande aucun point d'appui sur le bassin, déjà si fatigué dans tous les cas de fracture du fémur, et celui qu'il prend sur les deux pieds agit sur une surface si large et si heureusement disposée, que la pression prolongée s'y fait sans conséquence et est souvent insensible. Les adultes, dis-je, peuvent être traités par la nouvelle méthode avec un égal succès que celui que nous venons de signaler chez l'enfant Krémer; seulement on aura des efforts beaucoup plus grands à faire pour ramener sur la planchette commune les deux surfaces plantaires à leur niveau et parallélisme parfaits. Dans le cas cependant d'accidens nerveux ou rétractions spasmodiques des muscles qui accompagneraient la fracture, la pose de tout appareil et tentatives de réduction devraient être suspendues jusqu'à leur entière disparition.

Les caractères d'authenticité ne manquent pas aux faits que je viens d'exposer. M. le docteur Duplay, que je n'ai pas le plaisir de connaître, m'avait précédé auprès du jeune Lucien Krémer, de quelques minutes ; il avait reconnu le caractère de la fracture et avait ordonné les pièces d'appareil, mais il en avait retardé l'application à cause de son service à l'hospice des Incurables-Hommes, dont il est le médecin. La tendresse et l'impatience maternelles me firent donner la préférence, attendu que j'étais libre en ce moment. Je saisis avec empressement l'occasion qui se présentait pour faire usage de l'appareil nouveau des fractures, combiné dans mon esprit depuis un mois. Mon confrère, M. le docteur Jouënne, dont j'eus le plaisir de faire la connaissance en cette occasion, et qui devint mon aide et mon collaborateur auprès de l'enfant blessé, est le deuxième témoin du fait principal. Après la réduction de la fracture et la pose du premier appareil, quatre confrères, MM. les docteurs Drache d'Epehy, Ollinet, Eguisier et Tanchou visitèrent le jeune blessé successivement du 1er au 25 du mois d'octobre dernier.

COROLLAIRE.

1° Il est presque toujours possible et souvent facile de guérir les fractures du corps et du col du fémur sans raccourcissement, difformité, ni fausse articulation, ou non réunion des fragmens, sans machines à extension continuée, quels que soient le siége de cette maladie et ses complications, au moyen de mon appareil. 2° L'idée d'associer les deux jambes ensemble dans le cas de fracture de la cuisse n'est pas nouvelle; elle peut être revendiquée surtout en faveur de Bruninghausen et du professeur Lallement; mais aucun d'eux, ni nul autre chirurgien au moins que je sache, n'a fait usage de la planchette commune, ni de la courte attelle transversale, pour remplacer l'extension permanente des machines et appareils usités, depuis plusieurs siècles dans le monde médical. Or les deux pièces dont il s'agit sont les plus et peut-être les seules importantes de l'appareil nouveau. 3° Cette méthode de traitement, pour les fractures d'un seul fémur, n'exige qu'un matériel des plus simples et qu'on peut se procurer très facilement à bas prix, presque pour rien, en toutes saisons et en tous lieux, une planchette carrée d'environ vingt-quatre centimètres de largeur et de deux ou trois centimètres d'é-

paisseur; une attelle ordinaire d'environ quarante centimètres; une autre de vingt-cinq centimètres et la courte attelle (pièce essentielle comme
nous l'avons remarqué) ; enfin , quelques com-
presses , une lame de carton et vingt ou trente
mètres de bandes de toile suffisent , à peu de
chose près, pour compléter mon appareil pour un
adulte riche ou pauvre , car il est immoral et inhumain de distinguer l'un de l'autre entre les mains
du chirurgien. Il est applicable également dans les
cas de fracture des deux cuisses, au moyen d'une
attelle porte-planchette fixée à celle-ci à angle
droit. Cette tige ou attelle s'arc-bouterait sous
l'arcade pubienne, et pourrait prendre aussi des
points d'appui sur les yschions , en disposant à
cet effet son extrémité supérieure, convenablement matelassée. Le reste de l'appareil général
serait toujours le même , dans le cas de double
fracture, dont je viens de parler. Les fractures
compliquées de plaie admettraient la nouvelle
méthode également dans les cas plus ordinaires.
Le renouvellement de l'appareil ne doit se faire
que tous les mois , quand il a été fait précédem-
ment selon les principes déjà posés. 4° Le blessé
enfin peut être transporté et changé de lieu à volonté et par les moyens les plus ordinaires, sans
avoir à craindre le moindre dérangement dans

l'appareil de fracture d'une ou de deux cuisses, changer de position et satisfaire à ses besoins naturels sans inconvénient. Tant d'avantages sont inappréciables à l'armée , sur le champ de bataille surtout.

La crainte d'abuser des momens et de l'indulgence de l'Académie m'oblige d'abréger de plus longs détails, que je désirerais lui donner, Messieurs, touchant ma nouvelle méthode de traitement des fractures du corps et du col du fémur. Cette mine si féconde en bonnes inspirations, mêlée de difficultés, a de tout temps fait l'objet des méditations d'hommes du plus grand génie, et cependant, l'art, si avancé, si parfait, sur tant d'autres cas de chirurgie, est nul ou presque impuissant dans celui-ci ; la déplorable fin de Léon XII, l'aveu public du célèbre chirurgien anglais Asthleycoopey au professeur Dupuytren, qu'il croyait impossible la cure de la fracture du col du fémur dans sa capsule, sembleraient, dis-je, l'attester. Mais notre illustre professeur soutint une thèse contraire, et donna pour preuve plusieurs pièces pathologiques, où il démontrait que le col du fémur, fracturé dans sa capsule, s'était parfaitement consolidé ; mais cela ne saurait prouver que les sujets ainsi blessés n'eussent passé de longues années dans les souffrances et complè-

tement estropiés. Le docteur anglais ne se ren-
dit pas ; il soutint son opinion.

Si maintenant l'Académie veut avoir la bonté
de jeter un regard sur mon faible mais utile travail, la science et l'humanité ne pourront qu'y
gagner ; c'est sous ce double point de vue que je
m'en suis occupé, et non pour satisfaire un vain
amour-propre, ou un intérêt personnel : une cure
de plus, d'un praticien qui, depuis vingt-huit ans,
exerce la chirurgie, dont vingt-quatre à Paris,
avec quelque succès, ne peut guère ajouter à
sa réputation. C'est donc ma méthode de traitement pour la cure des fractures du corps et du
col du fémur, que je désire propager, parce que
j'ai l'intime conviction qu'elle est seule bonne,
d'après les faits incontestables que je viens d'exposer.

Je prie donc l'Académie de vouloir bien coopérer avec moi, afin de faire fructifier une idée
des plus ingénieuses, qui sera féconde en heureux résultats, et dont je suis d'autant plus libre de faire l'éloge qu'elle ne m'appartient pas.
Dans cet objet, Messieurs, j'ai l'honneur de vous
proposer de nommer une commission pour visiter le jeune Lucien Krémer, vérifier les faits, être
témoin des mouvemens libres en tous sens,
qu'exécute cet enfant, avec le membre qui fut

fracturé, en faire son rapport tendant à me fa-
ciliter des expériences dans les hôpitaux et les
bureaux de bienfaisance de Paris, approuver
mon modeste travail et en agréer les conclusions.
En attendant une décision conforme à mon vœu,
j'ai l'honneur d'être, avec respect et considération, Messieurs, votre très humble et soumis serviteur.

J.-B. MAURIAL-GRIFFOUL, docteur-médecin.

Paris, le 23 novembre 1841.

DEUXIÈME PARTIE.

Chapitre Premier.

Correspondance avec l'Académie et M. Velpeau.

Après ma lecture du 8 février 1842, je perdis
de vue l'Académie, et je pensai à presser le travail de la commission, dont M. Velpeau devait
être le rapporteur ; dans cet objet, j'adressai à ce
dernier la lettre suivante, le 21 mai.

Monsieur le professeur, j'attends toujours
avec le plus ardent désir, de votre talent, justice et humanité, un rapport consciencieux sur

l'exposé d'une nouvelle méthode de traitement
pour les fractures du corps et du col du fémur,
que j'ai eu l'honneur de lire devant l'Académie
royale de médecine, le 8 février dernier, et dont,
Monsieur, vous fûtes nommé rapporteur de la
commission qu'elle nomma pour cet objet.

Je sais, Monsieur, que l'usage tolère que les
auteurs de ces sortes de travaux aillent faire une
visite à MM. les membres des commissions; un
sentiment de délicatesse et de discrétion, que je
vous prie d'approuver, m'a empêché de faire
cette démarche, jusqu'aujourd'hui, auprès de
vous, Monsieur, et de votre très honorable collaborateur, M. Bégin; si cependant il est utile,
ou que vous désiriez que j'aie l'honneur de vous
aller voir, pour l'affaire en question, veuillez
bien, je vous prie, m'en donner avis, je serai à
vos ordres quand il vous conviendra. Je ne puis
terminer ma lettre, sans vous dire un mot de
l'enfant Mortas (Hippolyte-Etienne), âgé de quatre ans quatre mois, demeurant passage de l'Industrie, 16, qui a eu le corps du fémur droit fracturé, dans sa partie moyenne. La méthode par
association des deux membres fut mise en usage
au moment où le jeune blessé poussait des cris
de souffrance inouie ; à peine l'appareil fut-il
posé, que l'enfant s'endormit, et depuis cet ins-

tant, il n'a pas eu une heure de fièvre, poussé un cri de douleur, perdu un coup de dent ni une heure de sommeil ; un tel succès, qui a surpassé mon attente, me paraît mériter une sérieuse attention, et l'examen des hommes de l'art, surtout de ceux qui, comme vous, Monsieur, ont une célébrité bien méritée.

Le même jour, 21 mai 1842, M. Velpeau m'adressa la réponse suivante : « Monsieur et très » honoré confrère, votre rapport est fait depuis » long-temps, mais il faut avoir son tour pour le » lire ; quoique par déférence pour vos convic- » tions, j'aie essayé de ne point blâmer votre » appareil, je crains bien cependant ne pas vous » approuver dans ce rapport, comme vous croyez » le mériter ; d'un autre côté, M. Bégin n'est pas à » Paris, et peut-être vaudrait-il mieux que je ne » fisse point du tout ce rapport. Là-dessus, mon » cher confrère, je me conformerai à vos désirs. » Veuillez agréer, etc. » On ne peut être plus loyal que de me proposer de s'abstenir ou de s'occuper d'un rapport défavorable sur mon travail, à ma volonté ; mais je sentis que ce n'était pas à moi à décider cette question. Les antécédens de M. Velpeau, à mon égard, ne pouvaient pas me faire attendre bonne et complète justice de sa part, c'était un motif de plus pour moi de l'accepter comme juge. Il devait donc ne pas accepter cette mission qui le mettait en contradiction avec lui-même et dans une fausse position ; mais M. le rapporteur voulait ensevelir dans l'oubli un procédé curatif simple, facile et d'un immense avenir, parce qu'il ne vient pas de lui, ni d'aucun des siens, et qu'il ne met en usage, dans son service à la Charité, aucun moyen aussi rationnel et efficace que mon appareil ; car, comme l'a dit un célèbre auteur, *un traitement n'est rationnel qu'autant qu'il repose sur des indications curatives*, et il ajoute : *La méthode des grands efforts d'extension et de contre-extension, est la moins heureuse.* Or, M. Velpeau partant de ce principe, ne sait que donner au membre fracturé la position demi-fléchie, qui est si peu rationnelle, que Pott lui-même, son inventeur, n'en parle pas pour les fractures du col du fémur. Cependant, tout en jugeant à propos de livrer pour ainsi dire à eux-mêmes les membres pelviens fracturés au fémur, M. le rapporteur a senti la nécessité d'un système d'appareil inamovible, pour ces mêmes membres fracturés à leurs parties inférieures, en préconisant pour ces sortes de lésions , l'usage de ses bandes dextérinées, dont il forme un appareil invariable qui, selon lui, fait des prodiges dans les fractures des jambes (leçon de chimie de M. le professeur Payen, au Conservatoire des Arts et Métiers, du 26 novembre 1843). Mais M. Velpeau ne remarque donc pas que de toutes les fractures, celle de la jambe, surtout si elle n'est pas complète (des deux os), ce qui arrive souvent, est, dis-je, la plus facile à réduire et à maintenir, à cause du peu d'épaisseur des parties molles, de la grande facilité d'y faire la coaptation et d'y appliquer un bandage roulé, rendu solide par le desséchement, après l'avoir trempé dans l'eau amidonnée, albuminée (avec le blanc d'œuf) ou dextérinée, comme le pratique M. le rapporteur, pour les fractures qui en ont le moins besoin. Je ne puis concilier sa conduite, dans ces derniers cas, avec l'exclusion de tout appareil, pour les fractures de la cuisse, qu'il est si difficile et si important de maintenir. D'après le fondateur de l'anatomie pathologique, le fragment supérieur, quelque petit qu'il soit, a toujours assez de vaisseaux pour fournir à sa nourriture et à la consolidation de la fracture. Mais si les surfaces correspondantes des deux fragmens ne sont pas continuellement en contact, comment peuvent-elles se souder ? s'il n'est fait usage d'aucun appareil pour ces fractures, comme le pratique et le conseille M. Velpeau, cela devient absolument impossible. Les blessés,

dans l'espèce, sortent donc d'entre ses mains
avec un raccourcissement proportionné à la
rétraction musculaire des sujets. L'expérience
est parfaitement d'accord avec ce raisonnement,
jamais il n'en sortit des salles de Dupuytren sans
être affligés de cette infirmité, à la suite d'une
fracture du col du fémur. La femme Jacquin,
entre autres, blanchisseuse, âgée d'environ cinquante ans, se fractura le membre pelvien gauche, le 5 février 1820, rue du Faubourg-Saint-
Martin, 67 ; je fis entrer cette infortunée immédiatement à l'Hôtel-Dieu, d'urgence, en ma qua-
lité de médecin du bureau de charité du cinquième arrondissement, munie d'un certificat cons-
tatant l'existence d'une fracture dans le col du
fémur. Ce fait fut contesté, ou pour mieux dire
dissimulé, par le chirurgien de garde, afin de
justifier aux yeux de la blessée la liberté laissée
à son membre fracturé, pour ne pas dire l'aban-
don. Aucun appareil extensif ne fut donc posé ,
les tortures de celui de Desault lui furent épar-
gnées; mais la femme Jacquin sortit de l'Hôtel-
Dieu, quelques mois plus tard, avec un raccourcissement de deux pouces environ (six centimètres). Cependant, durant le séjour de cette mal-
heureuse femme à l'hôpital, on lui affirmait
qu'elle n'avait aucune fracture ; elle cessa ses

récriminations, et ne connut la vraie nature de son accident, qu'après avoir comparé la longueur des deux membres pelviens. Voilà comment nos plus grands maîtres traitent ces sortes de fractures, en général, et comment ils réussissent ; je pense que M. Velpeau n'est pas plus heureux, à cet égard, que ses prédécesseurs.

Mais renvoyons à un autre moment une plus ample discussion sur cette grave question, et suivons le cours des faits qui se sont accomplis depuis la lecture de mon mémoire, jusqu'à celle du rapport qu'en fit M. Velpeau.

J'eus soin de mettre l'Académie au courant de ce qui se passait sur les deux autres cas de fracture à la cuisse, arrivés dans le mois de mai. Le 20 juin, j'écrivis la lettre, dont suit la copie, à M. le secrétaire perpétuel :

Veuillez bien, je vous prie, Monsieur, avoir la bonté d'informer l'Académie, que deux nouveaux cas de fractures du fémur, traités par la méthode d'association des deux membres pelviens, que j'ai eu l'honneur de lui communiquer le 8 février dernier, se sont présentés à ma pratique, depuis cette époque. Le premier est Mortas (Hippolyte-Etienne), âgé de quatre ans quatre mois, 16, passage de l'Industrie, faubourg Saint-Martin, le 11 mai dernier, à sept heures du soir.

Cet enfant éprouva une fracture à la partie moyenne de la cuisse droite, produite par un mouvement de bascule sur le membre représentant le
levier, le poids du corps, la puissance et le bras
de la mère, la résistance au moment où celle-ci
portait son enfant sur le bras gauche (probablement). Le nouvel appareil fut appliqué immédiatement sans difficultés. Les cris cessèrent; la
nuit fut calme, et le 12, le petit blessé usa d'une
légère alimentation liquide; dès le 13, toutes les
fonctions avaient repris leur état normal, et depuis cette époque, il n'a pas eu le moindre mouvement fébrile, perdu une heure de sommeil, ni
un coup de dent touchant son alimentation ha-
bituelle. L'embonpoint semble même augmenter
depuis l'accident. M. le docteur Collineau, votre
collègue, a vu le petit blessé, et fonctionner mon
appareil.

Le deuxième cas de fracture du fémur, dont
il est question, Monsieur, existe chez Gustave
Leroux, âgé de quatorze mois, en garde chez
Madame Wenachter, 5, rue des Récolets, faubourg Saint-Martin, fracturé à la partie moyenne
de la cuisse gauche, plusieurs jours avant que
j'aie été appelé, le 28 mai, à quatre heures du
soir. Les cris continuels de douleur que poussait
cet enfant, le raccourcissement du membre de

deux centimètres, et le gonflement, avec sensibilité et chaleur, du lieu de la fracture, ne me lais-
sèrent aucun doute sur son diagnostic, si facile à
porter, quoique les signes commémoratifs man-
quassent absolument; mais il est probable que la
fracture arriva durant le voyage de chez sa nour-
rice chez sa mère, à laquelle il fut remis dans
l'état où je le trouvai huit jours plus tard. Il fut,
de même que le jeune Mortas, soumis au traitement par l'association des deux membres pelviens. A peine l'appareil fut-il posé, les cris cessèrent complètement ; un sommeil long et calme
remit l'enfant sous ce rapport à l'état normal ,
et, depuis le 29 dudit mois , il est alimenté et
traité comme tel en général.

Les deux jeunes blessés dont j'ai l'honneur
d'entretenir l'Académie, jouent avec leurs membres pelviens, ainsi que le fit Krémer ; la gêne
de l'appareil est absolument nulle pour tous les
deux, et ils ne témoignent aucun désir d'en être
débarrassés : tout fait donc espérer que la guérison sera parfaite et que je n'aurai pas trop avancé
devant l'Académie en disant que *mon appareil se
pose avec autant d'espoir de succès , qu'un artiste
fondeur puisse en avoir dans son œuvre, quand il
jette le métal liquide dans un moule.*

Je ne terminerai pas ma lettre, Monsieur, sans

remercier l'Académie de l'attention qu'elle prêta à la lecture de mon faible travail, le 8 février dernier, ainsi que du bon choix qu'elle eut la bonté de faire des membres de la commission qu'elle nomma pour l'apprécier. Je suis heureux d'avoir pour juges des hommes de l'art dont la conscience, le talent et le zèle pour le bien de la science et de l'humanité ne laissent rien à désirer.

D'aussi grands succès de mon appareil de traitement, pour les fractures du corps et du col du fémur, étaient bien faits pour me donner l'espoir que M. Velpeau le jugerait mieux à l'avenir, ou ranimer mon courage pour résister à son opposition, s'il y persévérait; j'étais dans ces consolantes réflexions quand je lui adressai la lettre suivante, le 1er août 1842. — Monsieur le professeur, depuis ma dernière lettre que j'ai eu l'honneur de vous adresser, un troisième cas de fracture de la cuisse s'est présenté à ma pratique; il a été, comme les deux premiers, traité par ma nouvelle méthode d'association des deux membres et toujours avec un succès complet. Le 28 mai dernier, je fus appelé pour Gustave Leroux, âgé de quatorze mois, rue des Récolets, 5, en garde chez Madame Wenachter, fracturé au fémur gauche depuis environ huit jours; l'appareil a été supprimé sur cet enfant le 24 juillet dernier, la cure ne laisse rien à désirer. Malgré mes succès, Monsieur, je me trompe trop souvent, d'ailleurs, pour ne pas me défier de mes propres lumières, aussi je me sens trop heureux de vous voir l'un des juges et surtout le rapporteur de mon modeste travail, sur la méthode nouvelle de traitement pour les fractures du corps et du col du fémur, et je souhaite très vivement que vous ayez la bonté de hâter, s'il se peut, votre tour de lecture.

Veuillez agréer, je vous prie, ainsi que votre honorable collaborateur, M. Bégin, l'humble hommage de respect et de parfaite reconnaissance, avec lequel j'ai l'honneur d'être, etc.

Par discrétion ou manque de temps, je laissai M. Velpeau tranquille, depuis ledit jour 1er août jusqu'au 20 du mois de mars 1843, où je lui fis une visite chez lui, pour le supplier, malgré son opposition, de faire la lecture de son rapport quel qu'il fût; j'ajoutai que je venais d'avoir une entrevue pour cet objet, avec M. le président Paul Dubois, lequel m'avait autorisé à lui déclarer de sa part, qu'il lui donnerait la parole à sa volonté pour la lecture dont il s'agissait, et que cela dépendait uniquement de lui. M. Velpeau s'excusa sur son retard, prétendant n'avoir pas reçu ma lettre du 1er août, et promit de présenter son rapport à l'Académie sous peu de jours.

Cependant le 24 avril arriva sans qu'il s'opérât aucun changement à l'état des choses; impatient d'en voir la fin, j'écrivis à M. le rapporteur, ledit jour, la lettre que voici : Monsieur le professeur, le 1er août dernier, j'eus l'honneur de vous marquer, que malgré votre opposition, je me sentais heureux de vous voir l'un des juges et surtout le rapporteur de mon faible travail, touchant une nouvelle méthode de traitement pour les fractures du corps et du col du fémur ; j'ajoutai que je ne pouvais hésiter un instant à vous accepter comme tel, et qu'un rapport consciencieux fait par un maître de l'art, était tout ce que je pouvais et devais désirer.

Aujourd'hui, Monsieur, je tiendrai le même langage et je dirai de plus que mon désir de vous voir lire votre rapport fait depuis si long-temps, augmente tous les jours davantage : qu'il soit pour ou contre mon procédé, ce n'est pas ce qui m'occupe.

Je vous rappelle, Monsieur, qu'il y a plus d'un mois j'eus le plaisir de vous communiquer verbalement la déclaration formelle que venait de me faire M. le président Paul Dubois, *qu'il aurait*

*la bonté de vous accorder la parole à votre vo-
lonté,* pour la lecture en question, et qu'elle dépendait exclusivement de vous. Votre honorable
collaborateur, M. Bégin, est également disposé à
vous seconder, pour le prompt accomplissement
de la lecture de votre rapport, fait depuis plus
d'un an, selon votre lettre du 21 mai 1842.
Ayez donc la complaisance, je vous prie, Monsieur, d'achever votre mission, puisque vous eû-
tes celle de l'accepter et de la commencer.

En attendant cet acte de justice, j'ai l'honneur d'être, avec respect et considération, de la
commission et de vous en particulier, Monsieur
le professeur, votre très soumis, etc.

Cette lettre produisit l'effet que je devais en
attendre; le rapport, enseveli dans les cartons
d'oubli de M. Velpeau, en fut exhumé, présenté
et lu à l'Académie, dans sa séance du lendemain
mardi 25 avril 1843.

Je ne tardai pas à apprendre par les journaux,
qu'enfin M. le rapporteur avait accompli son devoir en communiquant à l'Académie, son travail
sur mon mémoire, et que ses conclusions avaient
été d'en remercier l'auteur et de le déposer aux
archives; j'avoue qu'elles satisfirent complètement mon désir, et je crus que justice entière
m'était rendue. Cependant, je désirais consulter

le bulletin de l'Académie, tant les divers journaux variaient dans leurs versions, touchant le
rapport fait sur mon travail ; afin de satisfaire entièrement ma curiosité, j'adressai au secrétaire
perpétuel de l'Académie royale de médecine, la
présente lettre, le 29 mai suivant : Monsieur,
j'appris par les journaux, sur la fin du mois d'a-
vril dernier, que M. le professeur Velpeau avait
lu devant l'Académie, le 25 dudit mois, son rapport touchant mon exposé d'une nouvelle méthode de traitement pour les fractures du corps
et du col du fémur, que ses conclusions avaient
été d'adresser des remercîmens à l'auteur et de
déposer son travail aux archives, lesquelles furent acceptées à l'unanimité.

Cet encouragement donné à mon zèle pour
le bien de la science et de l'humanité, m'engage
à vous prier, Monsieur, de vouloir bien me faire
connaître officiellement la décision de l'Académie à mon égard, par une lettre que j'attends
avec impatience.

J'ai aussi l'honneur de prier l'Académie d'a-
voir la bonté de m'autoriser à prendre connaissance de son procès-verbal dudit jour 25 avril,
ainsi que du rapport de M. le professeur Velpeau.
Je suis avec respect, considération et reconnaissance, de l'Académie et de vous en particulier,

Monsieur le secrétaire perpétuel, le très humble et bien soumis serviteur, etc.

La réponse de l'Académie ne se fit pas attendre ; le lendemain 30 mai, elle me fit parvenir la lettre qui suit :

« Monsieur, l'Académie a entendu dans une de » ses dernières séances, le rapport des commis- » saires auxquels elle avait confié le soin de lui » rendre compte de votre appareil, destiné à la » réduction des fractures ; ce rapport est textuel- » lement imprimé dans le bulletin de la compa- » gnie, vous y verrez que l'Académie a ordonné » le dépôt de votre mémoire dans ses archives et » qu'elle vous a voté des remercîmens : c'est pour » remplir ses intentions que j'ai l'honneur de vous » écrire cette lettre. J'ai l'honneur d'être, etc. »

Je le répète, je n'attendais pas davantage de l'Académie ; des travaux plus importans que le mien n'obtiennent pas toujours d'être renvoyés au comité de publication ; mais, je le dis à regret, l'Académie n'a point eu la pensée de faire un acte de justice en votant ainsi, seulement elle a suivi l'impulsion automatique communiquée par M. le rapporteur ; mes récriminations ne doivent donc porter que sur l'œuvre de ce dernier, j'entends parler du rapport de M. Velpeau. Ce fut avec grande peine que je pus me procurer cette pièce, triste échantillon des actes qu'enfante trop souvent l'Académie. Je dois à l'obligeance d'un de ses membres d'en avoir pu prendre connaissance, dans le courant du mois de juin, car toutes mes démarches et recherches furent vaines pour me le procurer auparavant, dans les bibliothèques et cabinets littéraires publics du quartier des étudians ; même à la Bibliothèque royale, le bulletin de l'Académie est complètement ignoré ; là, cependant, devrait être sa place de fait et de droit. M. Baillière, libraire de l'Académie de médecine, l'eût mis à ma disposition moyennant quinze francs ; j'avoue que je ne trouvai pas l'objet digne d'un tel sacrifice, si minime qu'il fût. D'où vient donc cette indifférence pour connaître les travaux d'un corps de médecins savans, que je partageai instinctivement, sans m'en douter? C'est au peu de valeur qu'ils ont dans l'esprit du monde médical. C'est cette vérité qui a fait dire à un plaisant, dans un numéro de *la Lancette*, des premiers jours de janvier dernier, et l'annoncer comme évènement extraordinaire, *qu'un officier de santé de Castelnaudary, s'abonnerait pour trois mois au Bulletin de l'Académie en 1844*. Depuis vingt-huit ans que j'habite Paris, j'ai lu une page des œuvres de cette compagnie, pour la première fois, au mois de mai 1843, et cela afin de connaître le rapport de M. Velpeau, me concernant. Mais pourquoi les travaux de l'Académie royale de médecine, qui compte tant d'hommes distingués dans son sein, et plusieurs jouissant d'une légitime célébrité, sont-ils généralement si peu appréciés, des médecins de Paris surtout? C'est une question ce me semble facile à résoudre, cela tient exclusivement au vice radical de son organisation, à son règlement, qui ne lui permet pas le plus souvent de faire le bien qu'elle voudrait et qu'elle pourrait faire ; en un mot, c'est un corps politique, **une petite Chambre des pairs**, hommes du gouvernement avant tout et non ceux de la science et de la justice, et tous les travaux de cette compagnie se ressentent de sa monstrueuse constitution ; aussi, remarquez-le bien, aucun de ses membres, encore moins elle-même en corps, n'a jamais vigoureusement pris la défense d'une de ces questions vitales, qui touchent de si près à l'honneur et aux intérêts du corps médical. Quelle a été sa conduite et sa décision à l'occasion de la patente qu'on impose arbitrairement et si injustement aux médecins. Cet odieux impôt sur le pauvre malade, si fortement combattu par l'honorable rapporteur de la loi en discussion, et qui, espérons-le pour l'honneur de nos hommes

d'état, sera aboli prochainement, n'est point, dis-
je, pour le gouvernement, une affaire d'argent,
c'est tout simplement un moyen, ou prétexte,
pour humilier et asservir les médecins, en les as-
similant à la classe (fort honorable sans doute)
industrielle et mercantile, avec laquelle la science
médicale n'a aucune analogie sous le rapport
fiscal; la formule de l'ignoble patente en question, fournit la preuve indubitable de tout ce que
je viens d'avancer, la voici :... *lui avons délivré la
présente patente, au moyen de laquelle il pourra
exercer pendant l'année 1844, la profession ci-
dessus indiquée* (de médecin), *sans aucun empê-
chement, en se conformant aux règlemens de
police.* Ainsi le fisc traite des hommes qui par
de longues et pénibles études ont acquis leur
diplôme de docteur en médecine, seule vraie et
légitime patente qu'on ait le droit de leur imposer, d'après la raison et l'humanité. C'est pour ces
mêmes motifs que l'Académie royale de médecine compte dans son sein une section d'artistes
vétérinaires, qui met au pair et d'égal à égal, celui qui traite la bête brute malade avec l'homme
de science qui soigne les têtes couronnées, les
immortels génies, les hommes célèbres et distingués de notre société, comme si les causes de
maladies physiques et morales étaient identique-

ment les mêmes chez ces derniers, qu'à l'égard du cheval et du mulet, comme s'il était utile de traiter une foule de maladies chirurgicales, chez ces derniers, que l'intérêt matériel de la société, la morale et l'humanité sont loin de commander, et dont pour ces causes les artistes vétérinaires ne s'occupent jamais; comme enfin, si la science médicale, pour traiter les nombreuses infirmités des humains, n'avait pas assez d'importance et besoin de progrès pour justifier la fondation d'une Académie de médecine exclusivement destinée à s'occuper de l'étude de l'homme en santé et en maladie, dont les connaissances, selon le père de la médecine, ne peuvent s'acquérir durant le cours de la plus longue vie (*ars longa, vita brevis*). A la vérité, l'étude de l'art vétérinaire est d'une grande importance, et des hommes du plus rare mérite s'en occupent et figurent très honorablement à l'Académie, et plût à Dieu que tous les membres du corps médical fussent aussi capables, aussi instruits qu'eux-mêmes le sont en médecine humaine; mais les exceptions ne détruisent pas la règle générale, que les artistes vétérinaires sont illettrés, et par conséquent fort médiocres dans leur propre art. Je ne conteste pas, non plus, les lumières que la médecine peut y puiser et mettre à profit pour la

science et l'humanité ; mais ce n'est pas une raison pour confondre ces deux sciences, quelque
point de contact et d'analogie matériels qui exis-
tent entre elles : d'où je conclus qu'il faudrait
fonder à part une académie de l'art vétérinaire
dont l'agriculture a un si grand besoin, que
tous les esprits instruits et impartiaux sentent
et désirent depuis long-temps.

En 1834, l'Académie royale de médecine s'occupa fort peu de la question grave qui mit en
émoi tout le corps médical, à l'occasion de la
responsabilité dans son sacerdoce, qu'on voulait
lui imposer. Comme alors il ne s'agissait que
d'indépendance et d'honneur, je pris énergique-
ment la défense d'un principe sacré qu'on osait
attaquer ; ma conduite, dans cette circonstance,
comme dans bien d'autres, ne dut pas être en
odeur de sainteté à notre Académie : le lecteur
en jugera par la circulaire que je fis imprimer et
distribuer à mes confrères, le 15 septembre de
la susdite année ; je la transcris textuellement ici :

Monsieur et très honoré confrère, le corps
médical a donc senti la nécessité de défendre sa
dignité attaquée et si souvent méconnue par les
tribunaux, prodigues de punition envers les médecins. Le jugement d'Evreux, confirmé par la
Cour royale de Rouen, sur lequel elle renchérit,

par un supplément de quatre cents francs d'amende, qui ruine et dépouille de son état un malheureux confrère, tout en reconnaissant que la justice doit protection aux professions libérales, *contre le caprice, la mauvaise humeur, et même contre des plaintes légitimes;* qui dit que dans les cas d'abus et fautes graves, elle doit appliquer aux délinquans les peines portées par les articles 1382 et 1383 du code civil, est, dis-je, un vrai scandale d'iniquité aux yeux de tout homme dont les passions n'égarent pas la raison. La grande difficulté est, en admettant ce principe faux, de prouver les abus et fautes graves que peuvent commettre les médecins, et dans ce cas, ils ne sont justiciables que des cours d'assises. L'assemblée générale des médecins qui doit avoir lieu à la Faculté, le 18 de ce mois, reconnaîtra et basera probablement ses décisions sur cette doctrine toute de justice et d'humanité.

De tous temps on a torturé le sens des lois, pour sévir contre de prétendus coupables, que l'esprit de parti ou la politique avaient intérêt de condamner. Cette vérité restera démontrée à l'observateur, qui examinera de sang-froid ce qui s'est passé en France depuis vingt ans, contre le corps des médecins; le pouvoir s'est toujours efforcé de le neutraliser en le faisant déconsidé-

rer : on a vu successivement, sous la restauration, les facultés démembrées et pitoyablement
réorganisées, après en avoir exclu des hommes célèbres, lumières de la médecine ; les chai-
res et les places données à la faveur, au mépris
de la science et de l'humanité. On vit le specta-
cle hideux d'une condamnation capitale d'un
docteur en médecine, sans qu'il existât un corps
de délit, tandis que la même Cour donna un
verdict d'acquittement, à la même époque, à une
accusée d'empoisonnement, quoiqu'il existât des
preuves matérielles du crime, avec des circonstances de la plus dégoutante immoralité. Le célèbre Chaussier s'éleva avec énergie contre tant
d'infamie, la Cour répondit à ce vénérable pa-
triarche par des menaces et une amère répri-
mande. Le peuple s'ameuta, et la femme Bour-
sier fut obligée de se cacher.

Depuis 1830, le pouvoir s'empresse d'exploiter
la moindre peccadille, afin d'avoir un prétexte
pour punir d'honorables praticiens indépendans,
en intimider d'autres et les asservir tous, en dé-
truisant en eux cette noble indépendance, qui
faisait dire au père de la médecine : *je ne veux
pas un maître, quelque bon qu'il soit.* Les moyens
de corruption, les menaces, les mystifications,
les jugemens iniques, les articles de journaux sti-

pendiés, vivant de scandales et de mensonges, rien n'a été épargné pour faire servir notre admirable profession aux honteux tripotages de la police. L'épidémie et les affaires de juin 1832, celles d'avril 1834, offrent de nombreux exemples de turpitudes, afin de faire taire la vérité et triompher le mensonge.

Quand une population laborieuse succombait à l'horreur du besoin et de la frayeur que causaient les ordonnances de police, les annonces des journaux et la circulation, sur la voie publique, d'affreux chars-à-bancs funèbres, répandant la terreur et la mort dans tous les quartiers de Paris, on entassait les malheureux mourans dans les hôpitaux, où le manque de nourriture et d'air achevait de les précipiter dans le tombeau. Le restant de la population indigente était livré, dans le plus grand dénuement, aux soins stériles des médecins qui arrivaient, les mains vides, auprès de prétendus cholériques, dont la plupart étaient des indigens mourant de faim. Les personnes riches et aisées mouraient victimes d'instructions absurdes ou mensongères débitées par la police et les charlatans. Si quelques voix dévouées publiaient ces vérités, on ne tenait aucun compte de l'avertissement, se réservant de les punir plus tard, tandis que des récompenses

étaient promises et données au très petit nombre
de médecins qui ne voient dans leur état qu'un
moyen de faire fortune et d'obtenir des honneurs
bien ou mal mérités.

Mais revenons à notre infortuné confrère,
M. Thouret-de-Noroy, docteur en médecine,
condamné pour avoir commis une erreur, très
funeste et déplorable sans doute, mais qui, mal-
heureusement, a été commise par les plus grands
maîtres. Personne n'ignore, dans le monde médical, que le célèbre Desault ouvrit l'artère
axillaire, pensant ouvrir un abcès, et que la
mort du blessé fut la suite immédiate de cet accident. Chose analogue arriva à feu M. le professeur Boyer, à l'occasion d'une tumeur ané-
vrismale de l'artère poplitée. J.-L. Petit fut
moins malheureux, quand il ouvrit l'artère brachiale, en faisant une saignée, le malade sur-
vécut. Certainement personne ne doute de la
prudence et de l'extrême habileté de ces trois
grands maîtres. D'ailleurs, dans le cas du confrère du département de l'Eure, a-t-il été démontré que l'artère brachiale, qu'il a eu le malheur d'ouvrir, occupât exactement le lieu où on
la trouve ordinairement ; que le malade n'ait pas
été la cause de l'accident, en s'agitant involontai-
rement au moment de l'opération, et que par

conséquent il n'ait fait dévier la main et l'instrument de l'opérateur ? Ne sait-on pas aussi que les
viscères et les vaisseaux de tous genres sont sujets à des transpositions de lieux, qui déroutent
les plus ingénieux, les plus instruits praticiens,
et causent de graves méprises.

MM. les juges, si sévères envers les médecins,
sont-ils infaillibles eux-mêmes? Les rend-on responsables des assassinats judiciaires, qui se ré-
pètent trop souvent? Sous la restauration, la
veuve et les enfans d'un supplicié innocent (Le-
surque) n'obtinrent-ils pas des Chambres une loi
qui leur accordait des secours et des pensions,
comme une bien faible réparation de la funeste
erreur d'une Cour d'assises ? Cependant la vérité
des choses humaines est bien plus facile à dévoi-
ler que ne le sont les mystères de la nature, qui
semble se plaire à déjouer tous les calculs. Un
médecin ne doit compte de ses œuvres médicales qu'à sa conscience, et moralement à ses confrères, seuls juges capables de les apprécier. La
peine à infliger, dans le cas d'erreur grave bien
constatée, doit se borner à une forte réprimant-
de ; les dédommagemens dus à la victime ou à sa
famille, doivent être accordés aux frais du gouvernement, que les médecins paient si chère-
ment pour avoir leur diplôme. C'est à lui de veil-

ler à la réception des candidats et d'empêcher qu'il n'en soit admis au doctorat que de capables et d'instruits. Prétendre qu'un médecin soit puni judiciairement pour les faits de son art, quand il y a bonne foi, c'est vouloir le bouleversement de l'ordre social, la nullité de la science et fouler aux pieds les droits les plus sacrés de l'homme et de l'humanité. Un médecin, qui n'est pas entièrement indépendant, ne peut rien faire de bon. Supposez qu'il soit exposé à des poursuites judiciaires dans sa pratique, il s'abstiendra de toute opération dont le succès peut être le moins douteux ; ainsi, on verra périr sans secours, un père, une mère de famille, qu'une opération facile, d'un succès presque certain, aurait sauvés du tombeau. J'ai cessé, pour ces motifs, de faire périodiquement la ponction de l'hydrocelle compliquée de hernie du même côté, sur un honorable magistrat octogénaire, qui maintenant languit dans le besoin de se faire opérer. Donc, il est injuste, immoral et inhumain de rendre les médecins responsables de leurs œuvres ; je dis injuste, parce que c'est assez qu'un praticien malheureux perde la confiance et quelquefois la considération des cliens et des confrères, à la suite d'une erreur, et qu'il ne doit pas être puni deux fois ; je dis immoral et inhumain, parce que cette responsabilité qu'on voudrait faire peser sur les médecins, les livre à la merci des cliens sans délicatesse et sans foi, tend à les rendre ennemis de leurs devoirs et de l'humanité.

Le système d'oppression qu'on veut introduire contre une classe d'hommes, Monsieur et très honoré confrère, dont le pouvoir redoute les lumières et l'indépendance, et qui rend les plus grands services à la société, est impossible, il ne peut s'établir en France. Le peuple n'ignore pas que les médecins sont ses meilleurs amis, qu'eux seuls visitent et soignent les pauvres, qu'ils exposent et publient leurs besoins et leurs droits aux bienfaits, ou pour mieux dire, à la reconnaissance des riches, qui ne doivent leur fortune qu'au travail du peuple, lequel se rend pauvre et malade pour eux. Ces vérités tombent sous le sens de tout le monde ; je les ai plusieurs fois publiées par conviction et par devoir, et je les publierai encore.

Le système que je combats tend à dégoûter les hommes d'une profession pénible et rebutante par elle-même, sous quelques rapports, mais dont l'importance a été de tout temps sentie par les philanthropes éclairés qui se sont dévoués à la science, malgré tant de dégoûts et les entraves d'une politique obscure et mesquine.

La vraie médecine est cependant le flambeau des gouvernemens; malheur à ceux que sa lumière n'éclaire pas ! Elle concourt à faire le bonheur de tous, elle indique les moyens de développer les facultés physiques et morales des hommes, à tirer tout le parti possible de la nature du sol, du climat et des productions du pays, éclaire les tribunaux et les hommes d'état, contribue à l'organisation sociale, et à composer l'armée d'hommes forts et bien portans.

L'influence directe que les médecins exercent dans le sein des familles, mérite aussi notre attention. Ce ne sont pas les beaux discours, les écrits, les journaux des corps savans qui forment l'opinion publique, comme semble le croire un grand nombre; le peuple, en général, ne les lit pas, et l'expérience lui a appris que les fleurs de rhétorique, l'érudition, le goût, le talent pour écrire, n'expriment pas toujours des vérités, et surtout des vérités utiles aux masses, exploitées et fort mal gouvernées. Un modeste praticien a beaucoup plus de pouvoir sur l'esprit et la croyance d'un très grand nombre de ses cliens. Chaque médecin, dans la sphère de ses rapports sociaux, peut donc contribuer à former l'opinion publique sur les hommes et les choses, sans qu'il soit aucunement nécessaire d'induire les personnes à aucun sacrifice de temps, ni d'argent ; les médecins peuvent par-là coopérer à de grands et utiles changemens.

D'après tout ce qui précède, il est dans l'intérêt du pouvoir d'être juste envers les médecins, dont le plus grand nombre sacrifient santé, temps et fortune, font des études longues et pénibles, et rendent les plus importans services à l'état et aux particuliers de tout rang et de toute fortune. Les vrais médecins sont une mine d'or dont un gouvernement habile peut tirer grand parti. Napoléon ne dédaignait pas d'en appeler à leur ministère, et de les consulter sous plusieurs rapports. Cet exemple n'a pas été suivi depuis la chute du héros que déplore la France, et qui nous laissa tant de monumens de gloire et de la prospérité de son règne ; les gouvernemens qui lui ont succédé ont eu le malheur de ne pas apprécier le génie extraordinaire du grand homme, profond politique, sage législateur, humain et généreux guerrier. La nature, il est vrai, est avare de têtes de cette trempe, mais on pouvait espérer que les voies d'amélioration du sort des hommes, si habilement tracées, seraient mieux suivies par ceux qui lui ont succédé.

Je terminerai ces réflexions, Monsieur et très honoré confrère, en vous priant, dans votre propre intérêt, celui de la science et de l'humanité, de joindre tous vos efforts à ceux de nos confrères indépendans, afin de faire triompher l'irresponsabilité médicale, et briser le joug dont on menace les médecins.

J'ai l'honneur d'être, avec considération, Monsieur et honoré confrère, etc.

Le lecteur voit par cette pièce que mon opinion sur le compte de l'Académie n'a pas varié depuis neuf ans, et qu'elle est parfaitement convenable aux besoins de mon démêlé actuel avec cette compagnie savante.

Elle ne s'est pas émue davantage à l'occasion du procès inique intenté si légèrement, par le ministère public, au docteur Mallet, de la Rochelle, pour lui faire violer un secret, en dépit de l'article 378 du code pénal, protecteur de la paix des familles et du devoir des médecins, ainsi que l'a reconnu pourtant la Cour de cassation, par arrêt du 16 septembre 1843.

La *Gazette médicale* du 2 décembre suivant rapporte tout au long le jugement rendu en police correctionnelle, dans le procès intenté par M. Guérin aux docteurs Malgagne, Vidal de Cassis et Henroz, qui a si vivement excité l'intérêt de tout le corps médical, pendant les cinq audiences consacrées aux débats. Cependant l'Académie est restée complètement neutre et impassible au milieu de l'agitation générale, si bien légitimée par l'attaque de la liberté de discussion scientifique, gravement compromise alors. A la vérité, un des membres de l'Académie eut le courage de prendre sur lui d'approuver la protestation générale des médecins, le 28 novembre, jour où le jugement fut rendu, et de soutenir le droit de libre discussion, en adressant une lettre au rédacteur de la *Gazette des Hôpitaux*, dans ce sens. C'est le cas de dire qu'il vaut mieux tard que jamais (comme on le dit vulgairement). Que penser d'un corps de médecins, que les plus graves questions vitales touchent si peu?

Chapitre Deuxième.

Examen analytique et critique du rapport de M. Velpeau, du 25 avril 1843, à l'Académie royale de médecine.

Le bulletin, tome VIII, nº 16, du 31 mai 1843, page 891, fait mention d'un appareil pour les fractures du fémur, par M. Maurial-Griffoul, rapport de M. Velpeau : « Un autre ap-

» pareil sur le même sujet nous reste encore à
» examiner, » dit M. le rapporteur. (Un premier
rapport sur un nouvel appareil inventé par un
confrère, pour les fractures de la cuisse, venait d'être lu par lui.) « Ce travail, qui vous
» a été lu le 8 février 1842 par M. le docteur
» Maurial, a également pour but une nouvelle
» manière de traiter les fractures du col et du
» corps du fémur. Une seule observation, propre
» à l'auteur, sert de base à son mémoire. Elle
» concerne un jeune enfant, âgé de sept ans et
» demi, qui se brisa le fémur à sa partie supé-
» rieure, au mois de septembre 1841. M. Maurial
» entoura d'abord depuis le pied jusqu'au-des-
» sous du genou, chacun des membres, d'un
» bandage roulé, puis il procéda à la réduction,
» après quoi un bandage de Scultet couvrit toute
» la cuisse. Les deux jambes et les deux pieds
» furent aussitôt allongés et fortement fixés en-
» semble, au moyen d'une planchette commu-
» ne, percée d'une mortaise au centre ; d'autres
» attelles de différentes variétés du bandage
» roulé, permirent à M. Maurial de faire des deux
» membres un tout immobile et de longueur tout-
» à-fait égale. »

On voit l'hésitation de M. Velpeau pour lire
son rapport sur mon appareil présenté pour les

fractures de la cuisse. Il semble qu'il ne s'en occupe qu'à regret, à la suite d'un autre (dont je
suis loin de contester le mérite), et vouloir jeter
dans l'oubli mon mémoire, lire le dernier le
plus mauvais des deux, afin que l'attention de
l'Académie fatiguée laisse passer inaperçu son
rapport me concernant. Mais ceci n'est qu'une
conjecture et je puis me tromper sur les intentions de M. le rapporteur ; aussi je n'insisterai pas
sur ce point. Pourquoi donc M. Velpeau n'a-t-il
rapporté qu'une seule observation des fractures
du fémur, tandis qu'il était à sa connaissance
que j'en avais présenté trois ? Mes lettres déjà
citées, des 21 mai, 20 juin et 1er août 1842, en
font foi, et s'il en fallait une plus grande preuve,
nous la trouverions dans le Bulletin de l'Académie, séance du 21 juin de ladite année, prési-
dence de M. Fouquet, dont l'extrait suit :

« Correspondance officielle.—Lettre de M. Mau-
» rial-Griffoul, contenant deux nouveaux exem-
» ples de fractures du fémur traitées par la mé-
» thode qui lui est particulière ; commission :
» MM. Velpeau et Bégin. »

Comment donc concevoir que M. Velpeau ait
pu ignorer les deux cas de fractures en question,
d'après l'article qui précède, en supposant qu'il
n'ait pas reçu, comme il le dit, une lettre qui

l'en informait ? Si charitable qu'on puisse être, il est impossible de se défendre de la pensée bien naturelle qu'il n'a pas voulu en parler, pour des motifs qui sont son secret, mais qu'aisément on devine.

La description de mon appareil n'est pas moins inexacte et incomplète. Pourquoi M. le rapporteur n'a-t-il pas dit un mot de la courte attelle, placée transversalement sur les régions dorsales des deux pieds, à l'endroit où ils forment un angle rentrant avec la jambe, pièce de l'appareil importante et sans laquelle il serait nul, puisqu'elle sert à enclaver entre deux points fixes les extrémités inférieures des membres pelviens, détruit absolument l'action musculaire et remplace on ne peut plus efficacement l'extension permanente des machines, sans en avoir le moindre inconvénient ; pourquoi encore cette omission et une description aussi brève et tronquée, sous bien d'autres rapports ? M. Velpeau a également oublié une autre pièce indispensable pour le succès de mon appareil, c'est le bandage de corps. Était-il possible que l'Académie portât un jugement juste et certain sur mon appareil, avec le mauvais vouloir ou l'incurie de M. le rapporteur ? Il ne peut refuser l'une de ces deux qualifications, mais j'aime à croire que c'est la dernière qui lui convient le mieux, et je désire sincèrement ne pas me tromper à ce sujet.

Passons au deuxième paragraphe de ce rapport. « Le petit malade, qui a parfaitement sup- » porté ce bandage, est guéri sans raccourcisse- » ment du membre, et l'auteur en conclut que le » même résultat n'aurait pas été obtenu par les » autres méthodes connues. »

M. le rapporteur a parfaitement rendu ma pensée. Oui, je crois que les autres moyens connus n'auraient pas été si parfaitement supportés par le petit malade, et qu'il ne serait pas guéri sans raccourcissement du membre. Cette opinion est fondée sur ma longue expérience personnelle, les mauvaises cures qu'on voit tous les jours dans les hôpitaux et dans la pratique privée des meilleurs chirurgiens. Que peuvent exiger d'ailleurs des soins d'un praticien, les malades et leur famille, après la parfaite guérison du blessé, l'extrême douceur des moyens employés et la promptitude du succès? On voit combien les meilleurs esprits s'égarent quand ils ne maîtrisent pas les passions.

Le troisième paragraphe, que nous allons examiner, n'est pas moins entaché d'inexactitudes et d'absurdités que les précédens. « On retrouve, » dit M. le rapporteur, dans ce simple exposé,

» l'idée de Mursisen et de Bruninghausen, c'est-
» à-dire la pensée de se servir du membre sain
» comme d'attelle pour fixer le membre malade,
» c'est une méthode que j'ai vu appliquer à l'hô-
» pital de Tours, en 1818, que Lalleman em-
» ployait aussi à la Salpétrière, et que M. Mau-
» rial a d'ailleurs la bonne foi de rapporter à ses
» véritables auteurs. Son appareil à lui est sans
» contredit plus complet, plus efficace que celui
» de ses prédécesseurs, mais nous n'en crai-
» gnons pas moins qu'il se soit abusé sur la va-
» leur réelle d'une pareille invention. »

Il n'est pas exact de dire que mes prétendus
prédécesseurs ont eu la pensée d'opérer l'extension permanente, ou, pour mieux dire, de remplacer les machines usitées dans ce but. Si M. le
rapporteur avait donné une bonne et fidèle description de mon appareil, de ceux de Mursisen,
Bruninghausen, Lalleman, de l'hôpital de Tours,
etc., il eût rempli un devoir, mis l'Académie à
même de me rendre bonne et complète justice,
et il aurait fixé les esprits sur l'énorme différence
qui existe entre mon appareil et ceux qui existaient auparavant. D'ailleurs, M. Velpeau en convient lui-même sans s'en apercevoir, tant la vérité a de force pour subjuguer les plus récalci-
trans, quand il dit : *Son appareil à lui est, sans*

aucun doute, plus complet, plus efficace que celui
de ses prédécesseurs. Mais pourquoi? M. le rapporteur ne le dit pas, tant il était préoccupé de
toute autre idée que de celle de faire un vrai et
bon rapport. Mieux inspiré, il eût dit : jamais
aucun chirurgien n'a mis en usage la planchette
commune, ni la courte attelle transversale, pour
s'opposer au raccourcissement ultérieur de la
cuisse fracturée. En désapprouvant mon procédé
pour traiter et guérir presque infailliblement,
sans souffrance, longueur de traitement, ni raccourcissement, les fractures du corps et du col
du fémur, M. Velpeau ne se doutait guère qu'il
se trouvait en opposition avec l'expérience et
avec neuf de ses collègues à l'Académie, dont
trois sommités chirurgicales, professeurs à la
Faculté, sans compter vingt autres praticiens
distingués qui l'ont trouvé bon.

Le quatrième paragraphe est autant dénué de
sens et de raison que le précédent : «Qui ne voit,
» dit M. Velpeau, que tenir les pieds parfaite-
» ment de niveau n'est pas de nature à empê-
» cher le bassin de s'incliner, et conséquem-
» ment, le raccourcissement de se reproduire?
» qui ne sent, en y réfléchissant une seconde, la
» torture qu'entraînerait bientôt un pareil em-
» boîtement des deux membres, chez la plupart

» des malades et qui n'a obtenu cent fois chez
» les enfans, par la simple position, ou à l'aide
» de tout autre bandage connu, des guérisons
» aussi complètes que celle qui a suscité le tra-
» vail de M. Maurial. »

Qui ne sait, répondrai-je, que le bassin, ainsi
que l'a si judicieusement remarqué Bichat, ne
peut jamais s'incliner vers le fragment inférieur,
que c'est au contraire celui-ci, qui remonte vers
le bassin par l'action des muscles très forts qui
s'attachent au bassin d'une part, et de l'autre
aux deux tiers inférieurs du fémur? Il paraît
que c'est un parti pris pour M. Velpeau, de faire
des omissions et de tronquer les faits : pourquoi
ne pas parler du parallélisme à donner aux
deux membres et ne s'occuper que du niveau?
cette dernière position serait inutile sans la première, le raccourcissement serait inévitable, tandis qu'en combinant les deux, je soutiens qu'il
est impossible, ainsi que trois fois l'expérience l'a
prouvé. La crainte de torture dont parle M. le
rapporteur est purement chimérique, on s'en con-
vaincra en y réfléchissant seulement une seconde,
pour me servir de ses propres expressions : trois
enfans ont impunément joué avec l'appareil pendant deux mois, le sommeil et les autres fonctions de la vie n'en ont jamais été troublés ; com-

ment concevoir que chez les adultes cet appareil si simple, si doux en lui-même, puisse produire un effet tout opposé? Il n'y a qu'une déplorable prévention qui puisse faire déraisonner ainsi un homme de mérite. D'ailleurs, il n'est pas difficile d'en donner la preuve au lecteur. Puisque mon appareil est reconnu par M. Velpeau pour être *le plus complet, le plus efficace, que les enfans le supportent facilement, qu'ils guérissent sans raccourcissement, et en peu de temps*, pourquoi, dis-je, ne le préconise-t-il pas pour eux? Ne peut-on pas supposer que M. le rapporteur eût craint, en se comportant ainsi, que l'usage de mon innocent appareil passât des enfans aux adultes, et qu'enfin il ne se généralisât? Cette pensée n'est point une supposition gratuite, d'après l'article de *la Lancette* du 19 août dernier, qui rapporte une longue leçon sur les fractures du fémur, par M. Velpeau, dans laquelle il énumère les divers appareils inventés, et ne parle du mien que sous le nom de Griffault, mot tout différent du surnom que je porte et sous lequel je suis peu connu.

A l'exemple de son collègue, M. Guérin, je n'accuserai pas M. Velpeau (séance de l'Académie du 17 décembre 1842) d'avoir voulu se parer des plumes du paon, en s'attribuant mon pro-

cédé plus tard ; c'est une supposition que je re-
jette loin de moi, car si personnellement j'en
étais soupçonné, cela m'affligerait trop. Aussi
ai-je cité Bruninghausen, Lalleman, etc., comme
ayant parlé de l'association des deux membres
pelviens avant moi, pour le traitement des fractures qui nous occupent, quoique leur but et
leurs moyens fussent absolument différens, et
cela afin d'éviter d'être l'objet du moindre soup-
çon d'usurpation d'idées d'autrui ; je rougirais
même de la réputation d'habile compilateur, dont
certains hommes de science se laissent parfois
bénévolement gratifier.

M. Velpeau prétend avoir obtenu par *la simple
position ou bandage connu, des guérisons parfai-
tes par centaines* ; l'expérience lui a aussi appris
qu'il compte un plus grand nombre de blessés qui restent estropiés et infirmes après avoir
été traités par les moyens qu'il indique, mais il
ne le dit pas pour raisons ! Qu'il ait la bonté de
s'informer auprès de M. le docteur Guersent fils,
s'ils guérissent, comme il l'entend, lui, M. le rapporteur : l'honorable confrère dit avoir « neuf
» cents malades environ dans son service à l'hô-
» pital des enfans (chirurgie seulement) ; qu'en
» 1841 et 1842, il eut à soigner cent vingt-qua-
» tre fractures en tout ; sur ce nombre, il y avait

» cinquante-une fractures de la cuisse, dont
» deux doubles , c'est-à-dire aux deux cuisses :
» toutes étaient des fractures du corps du fémur,
» toutes ont guéri sans raccourcissement, *pour*
» *la plupart, mais chez les rachitiques, nous*
» *avons eu toujours plus ou moins de difformi-*
» *tés*. Mon relevé de 1840 étant incomplet et ce-
» lui de 1843 ne pouvant pas encore être fait, je
» ne puis rien vous dire pour ces deux années.
» (Lettre du 28 août 1843). »

De tous ces faits, il faut conclure que sur cin-
quante-un enfans soignés en deux ans par M. le
docteur Guersent fils, dans son service public à
l'hôpital de la rue de Sèvres, pas un n'a eu *le fémur brisé à sa partie supérieure*, que la plupart
ont guéri sans raccourcissement , supposons les
deux tiers, mais que les enfans rachitiques ont
guéri avec des difformités plus ou moins consi-
dérables, et qu'enfin deux cas de double fracture
se présentèrent chez les enfans, sur cinquante-
un fracturés à la cuisse.

Le 18 juillet 1843, Jean-Eugène Chéring, âgé
de neuf ans, entra à l'hôpital Saint-Louis, salle
du même nom, n° 51, pour y être traité d'une
fracture simple à la partie moyenne de la cuisse
gauche; le 28 août suivant, je trouvai le membre
de deux centimètres plus court que son pareil;

le 3 décembre, je fis une visite au jeune blessé, chez ses parens (père et mère), facteurs de pianos, 22, rue des Poissonniers, barrière Poissonnière. Je trouvai l'enfant boitant fortement et avec un raccourcissement d'un centimètre cinquante millimètres seulement.

Ledit jour 28 août 1843, je fis aussi la remarque de Verliaut Gabriel, âgé de quinze ans, couché au n° 54 de ladite salle, entré audit hôpital le 22 juillet à cause d'une fracture simple à la cuisse droite avec raccourcissement de deux centimètres. Ce blessé est sorti de l'hôpital Saint-Louis le 23 octobre dernier, et a laissé deux fausses adresses; il m'a donc été impossible de compléter cette intéressante observation.

Le même jour 28 août, j'observai dans ladite salle Saint-Louis, plusieurs hommes adultes (cinq ou six) ayant le fémur fracturé dans son corps, et tous avec raccourcissement plus ou moins considérable, entre autres, Allain, âgé de trente-quatre ans, homme de peine, couché au n° 80, entré audit hôpital à l'occasion d'une fracture du fémur droit, partie inférieure, compliquée de plaie à la vérité, mais guérie avec raccourcissement de trois centimètres vingt-cinq millimètres et ankylosée aux articulations fémoro-tibiale et tibio-tarsienne. Cet homme in-

firme demeure rue de la Cossonnerie, 34 ; il ne
marche en ce moment qu'avec des béquilles,
blessé qui m'intéressait d'une manière toute particulière, et qui m'a fourni l'occasion de faire
mon investigation dans les salles de chirurgie de
l'hôpital Saint-Louis. Je la continuai ledit jour
dans la salle Saint-Augustin, où je trouvai couché, au n° 30, Jean-Baptiste Manières, âgé de
dix-huit ans, peintre en bâtimens, entré audit
hôpital le 2 août, à l'occasion d'une double fracture, partie moyenne (des deux cuisses), et d'une
fracture simple de la clavicule. Ce blessé sortit
de l'hôpital le 18 octobre dernier, et fut loger
chez ses parens, 11, rue Neuve-Saint-Roch, où je
le visitai le 8 décembre suivant : le blessé et ses
parens pensent que le raccourcissement des deux
membres pelviens est au moins de dix centimètres. La hauteur totale de ce jeune homme est
maintenant d'un mètre cinquante-cinq centimètres ; celle du buste, depuis le périnée jusqu'au
sommet de la tête, est de quatre-vingt-huit centimètres, et la longueur des deux membres pelviens, depuis les régions plantaires jusqu'au périnée, est de soixante-sept centimètres. Or personne n'ignore qu'à dix-huit ans, chez un jeune
homme bien conformé, et c'est le cas du jeune
Manières, les longueurs du buste et des membres

pelviens doivent être presque identiques. Cependant quelquefois ces dernières parties sont moins allongées que le tronc d'un à trois centièmes ; d'où il résulte, en partant de cette donnée, que le corps du jeune homme aurait perdu environ onze centimètres de sa hauteur totale , chiffre à peu près d'accord avec la remarque du blessé lui-même et de ses parens, qui ne l'ont pas perdu de vue, depuis plusieurs années, et chez qui il apprit son état de peintre en bâtimens. Il a de plus été remarqué depuis sa sortie de l'hôpital et sa rentrée chez son parent et maître, M. Cracq, que les pantalons qui lui étaient trop courts avant son accident, lui sont devenus trop longs depuis. Ce seul fait me paraît démontrer l'énorme raccourcissement des deux membres ; je dois aussi noter que le membre pelvien droit m'a paru d'un centimètre plus court que celui du côté gauche, et avoir un cal plus gros et irrégulier que celui de ce dernier.

Je terminerai là mes citations pour ne pas en fatiguer le lecteur ; ces trois, prises au hasard sur de jeunes sujets, suffisent pour lui démontrer le peu de valeur du rapport en question, surtout si nous faisons remarquer que dans l'hôpital Saint-Louis , ainsi que dans tous les autres hôpitaux, presque tous les adultes éprouvent (comme Allain dont nous avons parlé), dans la cuisse fracturée un raccourcissement depuis deux jusqu'à dix centimètres. Tous les praticiens peuvent facilement s'en convaincre, en visitant les blessés chez eux après leur guérison et sortie des hôpitaux, et en mesurant successivement et comparativement les deux membres pelviens, depuis l'épine antérieure et supérieure de l'os des îles jusqu'au talon, le blessé étant debout ou couché.

Il me serait très facile de cumuler un plus grand nombre d'autres faits qui établissent indubitablement que M. le rapporteur a considérablement exagéré le nombre des fractures à la cuisse, chez les enfans qu'il a traités, avec un succès complet. A l'entendre, tout est parfait dans sa pratique, et surtout dans les salles de son service à la Charité; cependant, il y vit périr sous ses yeux la femme Landais, âgée de trente-trois ans, salle Sainte-Catherine, 43, ankylosée au genou droit, à la suite du redressement de cette articulation, le 5 du mois de novembre 1839, par une machine de la force de quatre chevaux. Prit-il alors la peine de réfléchir *seulement une seconde* pour savoir qu'une telle puissance, exercée sur un corps humain vivant, en doit altérer ou désorganiser les parties les plus faibles, et qu'il ne pouvait résulter d'une opération aussi téméraire que des désordres affreux aux environs de l'articulation soudée, parce qu'elle est toujours plus forte (cette adhérence) que les ligamens, les muscles, les autres parties molles et même la partie inférieure du corps du fémur, que j'ai vu fracturer en rave en pareille occasion sur un homme de trente ans, à l'hôpital Beaujon, la même année ? Certainement non, M. le rapporteur ne réfléchit pas une seconde, dis-je, sans quoi l'infortunée vivrait probablement encore ; elle mourut au commencement de janvier 1840, après deux mois d'horribles souffrances. Que M. Velpeau demande à son collègue, M. le professeur Blandin, ce qu'il pense de cette atroce opération, il le lui dira beaucoup mieux que moi.

Tous ces faits sont historiques ; on ne peut les nier. En vérité, M. le rapporteur s'abuse étrangement sur la valeur de son jugement, s'il le croit infaillible, plus que je ne puis le faire sur celle de mon appareil, qui jusqu'ici n'a produit que du bien, tandis que le redressement d'un genou ankylosé, si légèrement permis dans son service, a coûté la vie à une jeune femme.

Si je n'ai pas réfléchi une seconde avant d'employer mon appareil, Mursisen, Bruninghausen, Lalleman, le chirurgien de l'hôpital de Tours, etc.,

ne réfléchirent pas davantage, avant d'en user ;
et puisque M. Velpeau prétend que leurs appareils étaient à peu près les mêmes que le mien,
on doit en conclure que ces Messieurs se sont
long-temps plu *à torturer les blessés, en emboîtant
les deux membres dans un semblable appareil*. De
plus, trois de nos chirurgiens célèbres, dont j'ai
déjà parlé, furent consultés par moi, sur son
mérite réel, avant la lecture de mon mémoire à
l'Académie, ils le trouvèrent bon, et l'un d'eux
me conseilla de le présenter à cette compagnie,
le trouvant très digne de cet honneur. Ces trois
hommes de l'art qui ont une réputation euro-
péenne bien méritée, que je m'abstiens de nommer, pour ne pas blesser les convenances et leur
modestie, ne réfléchirent donc pas non plus une
seconde avant de se prononcer sur mon travail ?

En vérité j'aurais trop à citer et à discuter,
s'il me fallait faire ressortir toutes les erreurs,
exagérations, sophismes, fautes de sens et de
raisonnement qu'on trouve dans le rapport que
nous combattons ; je me borne à dire qu'il m'est
permis de douter qu'il ait, dans le courant de sa
pratique, obtenu cent guérisons, du *brisement de
la partie supérieure du fémur* chez les enfans,
aussi complètes, promptes et sans souffrance, que

celle de Lucien Krémer, et que je n'aurai aucune foi aux assertions de M. le rapporteur, sur ce point, que lorsqu'il me fournira la preuve matérielle et statistique parfaite, avec le nom et l'adresse des sujets, dont je réduis le nombre à dix seulement. Ce n'est pas trop exiger, je crois.

M. Velpeau, enfin, termine son rapport par ce laconique paragraphe. « Sans adopter donc les » conclusions de ce médecin, nous proposons à » l'Académie de le remercier de sa communica- » tion et de renvoyer son mémoire aux archi- » ves. (Adopté.) »

C'est ce qu'on appelle de l'eau bénite de cour, que ces conclusions, dont la plus simple logique démontre l'absurdité ; car, de deux choses l'une, ce mémoire est bon ou bien il est mauvais ; dans le premier cas, pourquoi n'avoir pas rendu complètement justice à l'auteur ? Dans le courant de ce même rapport, pourquoi n'avoir pas reconnu la supériorité du traitement par l'association des deux membres pelviens, puisqu'il est démontré que tous les autres moyens connus et employés pour remplir les indications des fractures du corps et du col du fémur, cette dernière surtout, échouent constamment ? Et si le travail est mauvais, essentiellement mauvais, que l'appareil indiqué soit une torture pour les blessés, qu'il soit

facile de le remplacer par un meilleur, plus simple, plus commode et moins douloureux, pourquoi *voter des remercîmens à l'auteur et déposer
son travail aux archives*, au lieu de le lui renvoyer comme invention de peu de valeur, nulle
ou dangereuse ? M. Velpeau a donc fait un rapport dénué de sens, le lecteur peut en juger.

L'omission la plus choquante de M. le rapporteur est celle de ne pas faire une mention quel-
conque de son collaborateur, l'honorable M. Bégin, dont il paraît qu'il a pu se passer, puisque
dans son rapport il n'en est nullement question.
A quoi bon donc nommer une commission, quand
M. Velpeau est nommé rapporteur , puisqu'il
peut et veut bien faire la besogne tout seul ? Ne
dirait-on pas que la majorité de l'Académie lui
est acquise de droit, comme elle l'est de fait ;
mais j'abandonne cette question, elle nous mè-
nerait trop loin. Quel fut donc le sentiment de
M. Bégin sur mon travail ? Partagea-t-il celui de
M. le rapporteur ? ou bien lui fut-il contraire ?
c'est ce que j'ignore. C'est à ce dernier à éclair-
cir ce point ; c'est son devoir et son intérêt ; si
son collègue a été dissident, il devait ne pas agir
seul, surtout défavorablement ; et dans le cas
contraire, pourquoi ne l'avoir pas publié ? cela
lui ferait honneur, mettrait sa délicatesse à

couvert et donnerait de la force et de la valeur à sa décision. Dans l'une et l'autre supposition, le silence de M. le rapporteur est mal fondé et blâmable sous plusieurs rapports.

Une autre omission, qui ne doit pas moins surprendre de la part de M. Velpeau, c'est d'avoir absolument passé sous silence la description de mon appareil, pour les doubles fractures du fémur, c'est-à-dire, fracture à-la-fois des deux cuisses. Cette omission semble supposer qu'il pense que cet accident est si rare, qu'il ne vaut guère la peine de s'en occuper : la statistique prouve que c'est encore une erreur de sa part, car nous avons déjà prouvé, qu'à l'hôpital des enfans malades, il se présentait un exemple sur vingt-cinq cas de fracture à la cuisse, et qu'à ma visite à l'hôpital Saint-Louis, le 28 août dernier, faite au hasard et sans autre but que celui de visiter le nommé Allain, blessé dont j'ai parlé, et que dans les mois de juin, juillet et août je visitai souvent, dans les salles Saint-Louis et Saint-Augustin, j'en trouvai un exemple des plus intéressans, parmi huit ou dix fracturés au fémur, enfans ou adultes, admis dans ces deux services.

L'attelle porte-planchette dont je parle à la page 25 de mon mémoire lu devant l'Académie, n'est donc pas sans utilité pour remédier aux fractures des deux cuisses, et la description y est exactement donnée; pourquoi M. Velpeau n'en dit-il pas un mot, au moins pour la réfuter, comme il fit du simple appareil pour la fracture d'un seul fémur? C'est que M. le rapporteur ne lut pas en entier mon travail; il n'ignore pas les règles de l'extension continuée qu'indique Boyer; eh bien, il aurait vu que je les mets complètement en pratique, s'il avait lu cette partie de mon mémoire. Ces règles sont donc comme il sait : 1° *De ne point comprimer les muscles ; 2° Que les forces de l'extension et de la contre-extension soient distribuées sur une large surface ; 3° que la direction des forces se rapproche le plus possible de l'axe de l'os fracturé; 4° que cette action soit lente et puisse être graduée à volonté ; 5° enfin, que les points sur lesquels on place les lacs, soient suffisamment garnis.* Or, peut-on trouver un appareil qui remplisse aussi bien toutes ces indications que le fait le mien? Y a-t-il et peut-il y avoir compression des muscles qui passent sur la fracture? Les forces d'extension et de contre-extension, ne sont-elles pas distribuées sur tout le membre sain dans les fractures simples, et dans les cas de double fracture, ne le sont-elles pas sur toute la surface inférieure du bassin? La direction des forces n'est-elle pas absolument parallèle aux deux os fracturés? L'action ne peut-elle pas être rendue lente et graduée à volonté, au moyen d'une courroie et d'une vis de rappel, qui éloignent ou rapprochent la planchette selon le besoin (j'en parle ici pour la première fois)? Quant au matelassement des points sur lesquels on place les lacs, il est réduit, dans mon appareil, à une extrême simplicité, car dans les fractures simples ou d'un seul fémur, il n'y a que le coup-de-pied du membre malade à garnir ainsi ; c'est là, qu'au moyen de la planchette commune, existe le vrai point d'appui de l'extension et de la contre-extension. Mais dans les cas de double fracture, ces puissances en prennent un autre non moins efficace; sous l'arcade pubienne et sur les ischiums.

Le confrère qui m'adressa la lettre suivante, le 20 février 1842, sentit combien mon appareil est riche d'avenir ; M. Velpeau l'eût apprécié de même s'il l'avait étudié avant de le juger. Le praticien en question s'exprima ainsi : « Mon
» cher et honorable confrère, tout le monde sera,
» comme vous, étonné qu'un mémoire aussi im-
» portant que le vôtre ait été complètement ou-
» blié par le rédacteur de la *Gazette médicale,*

» mais si vous êtes un de ses lecteurs assidus,
» vous avez dû voir que cela lui arrive souvent ;
» il dit pour justifier ce que j'appelle un déni de
» justice, qu'il a plus de matériaux qu'il n'en
» peut employer, et qu'il a des mémoires qui at-
» tendent leur tour d'insertion depuis six mois.
» J'ai le regret de vous dire que mes démarches
» sont restées sans succès. Voyez si de votre côté
» vous serez plus heureux ; quoi qu'il arrive, vo-
» tre procédé restera ; c'est une immense amé-
» lioration dans le traitement de ces fractures, et
» je ne doute pas qu'il ne soit adopté par tous
» ceux qui s'occupent de l'art de guérir.

» Adieu, mon cher confrère et honorable com-
» patriote, agréez l'assurance, etc.

» *Signé* : P. DE LA S., D.-M. »

Il est malheureux pour M. le rapporteur, que
sa manière de voir trouve si souvent de tels con-
tradicteurs, il l'est également pour l'Académie,
qui compromet sa considération, les intérêts de
la science et de l'humanité, en nommant rapporteurs des hommes qui ne connaissent d'autre
guide que la partialité que dicte un esprit de
camaraderie et d'intérêt personnel, dont les actes sont suspects et font murmurer contre la
compagnie, quand bien même elle n'y prendrait

aucune part, ainsi qu'il est probable, qu'il arrive souvent, à l'égard de M. Velpeau. Ce membre s'est arrogé une prépondérance sur ses collègues et un ton despotique dans les questions les plus majeures, dont il est nommé rapporteur, qui font croire qu'il dispose à sa volonté de la majorité; comme je l'ai déjà fait remarquer, tout cela nuit à la science et au repos de l'Académie, car elle ne doit pas voir avec plaisir les satires des journaux dirigées contre elle, touchant ses œuvres et son organisation. Quel praticien, maintenant, qui comme moi connaît les difficultés qu'on éprouve pour communiquer ses idées ou inventions utiles à l'Académie, voudra sacrifier un temps précieux en pure perte pour lui, la science et l'humanité? Aucun certainement; aussi rarement reçoit-elle des mémoires réellement utiles et qu'ils ne soient dictés par l'ambition ; parfois ce sont des travaux de compilation, sur de prétendues épidémies contagieuses qui n'existèrent en réalité que dans le cerveau de leurs auteurs; dans quelques circonstances, des jeunes protégés l'entretiennent d'absurdités incohérentes, telles celle-ci : « Que les eaux minérales al-
» calines font maigrir, parce que la soude des
» eaux se combine chimiquement à la graisse de
» l'épiploon et du mésentère, et forment un savon

» liquide qui rentre ensuite dans la circulation
» pour être éliminé par les voies ordinaires. »
Quelle pitié ! Et dans un autre endroit du même
mémoire, ce même auteur ajoute : «Que l'usage
» des eaux en question, engraisse les person-
» nes maigres cachectiques. » *Quelle plus grande
pitié encore !* (Extrait des *Annales de Thérapeu-
tique médicale et chirurgicale,* n° 7, octobre 1843,
page 240.)

Ce galimatias a une autre importance que
l'exposé de ma nouvelle méthode de traitement
pour les fractures du corps et du col du fémur;
aussi l'Académie royale de médecine l'approuva-
t-elle, et le mien fut rejeté, grâce au bon jugement et à l'impartialité de M. Velpeau ! ! !

Chapitre Troisième.

Réflexion.

Il semble que la Providence veille au triom-
phe de mon système de traitement pour les fractures en question, dont l'humanité a un si pres-
sant besoin, car comment expliquer autrement
la singulière coïncidence de deux autres cas de
fracture à la cuisse, chez deux enfans, trois mois

après la lecture de mon mémoire devant l'Académie, et bien avant celle du travail de M. le
rapporteur, faits dont il n'a voulu tenir aucun
compte, malgré leur authenticité et leur importance, en faveur de la nouvelle méthode de traitement pour ces sortes de lésions, tandis que
depuis le 2 septembre 1832, aucune autre fracture de la cuisse ne s'offrit à ma pratique avant
celle du jeune Krémer : ce fut encore chez un
enfant âgé de quatre ans, fils du sieur Lebrun,
marchand épicier, 187, rue du Faubourg Saint-
Antoine. Cet enfant, qui compte aujourd'hui
quinze ans, fut donc fracturé à la partie moyenne
du fémur gauche, le susdit jour ; l'appareil, qui
était celui de Dessault, modifié par Boyer, fut appliqué immédiatement : le jeune blessé eut vingt
fois plus de souffrance et d'accidens qu'on en a par
ma nouvelle méthode durant tout le traitement ;
tantôt c'étaient les courroies dessous-cuisses, dont
la pression excoriait les parties, qu'il fallait relâ-
cher ou supprimer, et prendre le point d'appui
de la contre-extension, au creux de l'aisselle ;
d'autres fois, et c'était le plus souvent, l'appareil
fonctionnait mal, à cause de la turbulence du petit blessé, qui se servait du membre sain pour agi-
ter et déranger l'appareil, beaucoup plus volumineux et gênant que le nouveau ; il fut renouvelé

les 16 , 25 septembre, 11 et 25 octobre suivant, où il fut supprimé ; je ne puis comprendre, d'après tant de difficultés, pour poser et maintenir en place l'appareil de Dessault, comment le jeune homme n'a pas à son membre, qui fut fracturé, le moindre raccourcissement ; ce succès doit être attribué, je pense, à ce que les fractures du fémur sont presque toujours transversales chez les enfans, et que celle en question était éloignée des trochanters : il n'en eût pas été ainsi dans le cas contraire, car on sait que les fractures qui sont près des trochanters, ont une gravité beaucoup plus grande ; mais aussi Dieu sait toute ma sollicitude et mes grands soins pour obtenir une parfaite guérison, tandis qu'avec ma nouvelle méthode, le traitement d'une telle lésion est un jeu d'enfant pour les praticiens.

Ma pratique antérieure au 2 septembre 1832, fut pauvre de cas de fractures du fémur, quoiqu'en 1813 j'aie été successivement à la tête des deux grands hôpitaux de Wilna Saint-Pierre et d'Aubroschinosky, que plus tard (1814), j'aie fait pendant huit mois toute la chirurgie de l'hôpital de Nijni-Novogorod, en Russie, sur les bords du Wolga, et de la ville qui comptait au moins quarante mille habitans, sous les yeux de MM. les docteurs Walkovitz et Diétz. Les cas des fractures qui nous occupent, ne furent guère pour moi plus nombreux à Paris, depuis 1820 jusqu'en 1837, où je fis le service, en grande partie, du bureau de charité du cinquième arrondissement. Cependant j'y fus très connu et très appelé, puisqu'en avril 1832, je visitai jusqu'à quatre-vingts pauvres en un jour. Le *Moniteur* de l'époque appuyerait cette assertion au besoin ; d'où je conclus que M. Velpeau exagère de beaucoup le nombre des jeunes fracturés à la cuisse, confiés à ses soins, et encore plus celui de ses succès, dans ces cas ; mais je dois m'arrêter ici, et ne pas oublier que j'en ai dit assez ailleurs sur ce point.

Il m'est difficile de ne pas donner cours à mes idées sur la manière d'être de l'Académie, de ne pas exposer quelques faits plus ou moins intéressans pour le lecteur, et de quelque intérêt pour la science et l'humanité. Je parlerai premièrement des constitutions médicales sur telle ou telle autre contrée du globe, qu'exposent de jeunes médecins, sans dire un mot de la législation civile et religieuse qui régit les populations dont ils s'occupent, cause première et principale de la bonne ou mauvaise santé des masses humaines ; de semblables travaux profitent réellement peu au progrès de la civilisation, qui n'est autre chose, ce me semble, que la possession, par le plus grand nombre d'hommes possible, de la plus forte somme possible de sagesse, de santé, de science et de fortune. Ils ne peuvent guère servir, ces travaux, qu'à faire parler de leurs auteurs, en remplissant les colonnes des journaux, et à alimenter la librairie.

D'autres fois, ce sont des remèdes secrets infaillibles pour la cure de certaines maladies, et souvent pour toutes, dont on ose entretenir la compagnie, au préjudice de choses plus importantes dont elle devrait s'occuper, et quand quelques-unes de celles-ci viennent à éclore dans son sein, ce sont des discussions interminables et scandaleuses, affligeantes pour les hommes de bien; exemple, la ténotomie, ce champ naguère si aride, qui produit maintenant de bonnes et abondantes moissons, mais déplorablement rembruni par le combat long et à outrance de deux champions, qu'animent par trop la rivalité et l'intérêt personnel.

On lui communique enfin, à l'Académie, des instrumens nouveaux, des pièces pathologiques, dont on l'accable, tandis que les musées d'instrumens, de machines et d'anatomie, les bibliothèques et les journaux devraient suffire pour toutes ces études et communications.

L'Académie royale de médecine, pour remplir

le but principal de son institution, ne devrait
s'occuper que des branches de l'art de guérir,
qui ont un rapport réel et direct avec les besoins
quotidiens et majeurs de l'humanité et du bien-
être de la nation. La principale est sans contredit
l'anatomie humaine. La chirurgie tient le second
rang; combien de praticiens, du plus grand mérite d'ailleurs, se trouvent embarrassés et presque nuls, auprès des nombreux blessés qui péris-
sent d'hémorrhagie, faute d'instructions et d'assurance de la part de l'homme de l'art appelé
pour les secourir; pour mon compte, j'en ai vu
trois exemples depuis 1817, à Paris : le premier,
fut le fils de M. Gagnes, âgé de trois ans, rue des
Prouvaires, 12, dont le père est chef de compta-
bilité à la chancellerie de la Légion-d'Honneur;
cet enfant fit une chute sur le bas-ventre (le 19
juin 1819), et sur les fragmens d'une bouteille
qu'il venait de casser; il en résulta une plaie
pénétrante, étendue d'environ sept centimètres,
qui donna immédiatement issue, à l'estomac, à
l'intestin grêle, à l'arc du colon, et à une partie
du grand épiploon; elle était située, cette plaie,
à la partie moyenne antérieure et un peu oblique à droite de la région épigastrique. Je n'avais
point l'honneur d'être connu de M. Gagnes; la
rumeur qui existait en ce moment (environ midi),

dans la cour de ladite maison et jusque dans la rue, fixa mon attention ; je fendis la foule pour arriver auprès du blessé, considéré mortellement atteint et déposé comme tel dans la loge du concierge : cinq confrères, qui avaient été déjà appelés, étaient présens et contemplaient cet enfant absolument dans l'inaction. Ce tableau si affligeant changea bientôt d'aspect, je fis placer une table auprès de la croisée, un épais oreiller la couvrit promptement et pardessus fut mis une alaise ; les confrères présens se trouvèrent munis d'instrumens nécessaires, j'en disposai à l'instant pour procéder à la gastroraphie : la tumeur égalait la grosseur d'une pomme de forte dimension ; un débridement ou contre-ouverture en T, fut pratiqué de bas en haut dans l'étendue de quatre centimètres à peu près ; ensuite, au moyen d'un linge fin, trempé dans l'huile, la tumeur fut doucement repoussée, et en quelques secondes, elle rentra dans l'abdomen. On laissa reposer le petit blessé deux minutes environ, ensuite deux points de suture enchevillée furent posés. L'enfant, mollement et convenablement pansé, fut transporté chez ses parens, et confié aux soins et à la garde de M. le docteur J...., médecin ordinaire de la maison. Les accidens inflammatoires et nerveux furent nuls, la

plaie fut pansée le 22 juin, fort légèrement, ensuite elle le fut convenablement tous les jours ;
dès la fin du même mois, l'appareil fut supprimé, l'enfant eut pour boisson et toute nourriture du lait, ou du bouillon le plus souvent, pendant huit jours ; il fut ensuite abandonné à lui-
même comme étant parfaitement guéri. Maintenant, M. Gagnes fils est un jeune homme fort et
bien portant, d'environ vingt-huit ans, employé
avec son père dans les bureaux de la chancellerie de la Légion-d'Honneur.

Le deuxième cas de chirurgie grave qui est à
ma connaissance, est encore plus loin d'honorer
les secours que les blessés reçoivent trop souvent des praticiens de Paris. Au mois d'octobre
1822, dans la matinée, je fus appelé d'urgence
pour secourir le nommé Cerf, âgé de cinquante
ans environ, natif de Coutance, en Normandie,
homme de peine chez M. Simon, maître de rou-
lage, rue du Ponceau, 38, blessé par l'extrémité
coupante d'une petite échelle de camion, à la région poplitée du membre droit ; l'artère ayant été
ouverte, le blessé mourut d'hémorrhagie sans recevoir aucun secours, en présence d'un confrère
timide et peu expérimenté que je rencontrai sur
les lieux. N'ayant donc trouvé qu'un cadavre à
mon arrivée, je fis observer au confrère présent

qu'il eût pu comprimer très facilement avec un pouce et tous les deux au besoin, l'artère crurale, à son passage sur la branche du pubis, en attendant d'être aidé par d'autres secours plus efficaces, ainsi qu'en donnait si judicieusement le précepte, M. le professeur Marjolin, dans ses cours de chirurgie. Il faut, disait-il, dans les cas d'hémorrhagie grave, appliquer un pouce sur l'artère qui la fournit, à l'endroit où elle est le plus superficielle, en passant sur un os, et alternativement se servir de chacun des deux pouces pour faire une compression régulière et permanente, sans se fatiguer, faisant la compression immédiate et médiate. Le confrère interrompit cette leçon en abandonnant ce triste lieu, où la mort avait triomphé par son incurie.

Le troisième cas analogue que j'ai à exposer ici, concerne le sieur Aimable Thomas, âgé d'environ trente ans, menuisier en voitures, demeurant rue du Faubourg-Saint-Martin, 52, blessé à l'avant-bras gauche par un instrument tranchant, le 11 mai 1829, avec lésion profonde de l'artère radiale. Ce jeune homme, plein de courage et de résolution, se transporta de la rue des Vinaigriers, 40, où étaient ses ateliers, chez plusieurs médecins, où il ne put recevoir aucun secours, soit pour cause de leur absence ou timidité et in-

curie; il arrive enfin chez moi, à une heure et
demie, j'étais absent alors, mais à deux heures,
celle de ma rentrée quotidienne, je fus à sa disposition. Les traces abondantes de sang que le
blessé avait laissées à l'entrée de ma maison, dans
les escaliers et jusque dans mon appartement, me
mirent à l'instant au fait de l'accident qui venait
d'arriver; le courageux et malheureux ouvrier
s'était réfugié chez M. Richard, pharmacien,
même rue du Faubourg-St-Martin, 33 : la trace
de son sang m'y conduisit. J'arrive et je trouve
dans l'arrière-boutique, l'infortuné ouvrier en-
touré de trois ou quatre confrères, qui le lais-
saient périr d'hémorrhagie; déjà la pâleur et la
sueur de la mort couvraient son visage, le sang
coulait à gros flots, la quantité répandue dans
ce local pouvait être de cinq kilogrammes (dix
livres) au moins. Une seconde suffit pour s'opposer à la mort certaine d'un jeune homme, père
de famille. Je plaçai mon pouce sur l'artère brachiale, à sa partie antérieure un peu interne et
moyenne où le vaisseau passe immédiatement
sur l'os du bras. L'accident si foudroyant qui
menaçait les jours de Thomas, cessa à l'instant.
Le fort mouchoir de poche du blessé servit efficacement à poser le premier appareil, il fut plié
en fichu (diagonalement) et roulé dans ce sens,

ensuite un nœud au centre remplaça mon pouce, en l'appuyant et le serrant fortement contre l'artère brachiale, qui se trouva si parfaitement comprimée, que toute hémorrhagie cessa. La ligature de l'artère radiale ne fut point pratiquée, à cause de la compression facile qu'on en put faire, sur la face antérieure et inférieure du radius, très superficielle en cet endroit; cette compression fut faite alternativement et successivement sur deux-points différens à-la-fois, en haut et en bas de la plaie, afin de ménager les parties molles qui l'entouraient; l'appareil fut renouvelé les 13 et 24 dudit mois, 4, 8, 16, 29 juin, 6 juillet, et supprimé le 14 : le blessé étant parfaitement guéri, reprit le cours de ses travaux. Je pourrais citer un bien plus grand nombre de blessures plus ou moins graves, où des praticiens de mérite d'ailleurs se sont trouvés impuissans pour donner des secours efficaces; cela tient au peu d'habitude qu'ils ont de pratiquer la chirurgie, qui est accaparée par le trop petit nombre de chirurgiens des hôpitaux, où le service se fait cependant mal, faute de sujets.

Telle est la manière, dont le plus souvent les blessés sont secourus dans Paris, et les fruits que l'humanité recueille de l'incurie de l'Académie, pour prendre l'initiative d'organiser un service chirurgical, permanent et régulier, dans les douze mairies de la capitale ; cela n'étonne point, dis-je, l'homme de bien observateur, il sait que les choses ne peuvent pas aller autrement, tant que la partialité et l'intérêt personnel présideront à la distribution des places et des honneurs, en faveur d'hommes inconnus dans la science, ou qui le sont sous de mauvais rapports de talens.

L'Académie royale de médecine ne pourrait-elle et ne devrait-elle pas prendre l'initiative, je le répète, de la proposition au gouvernement, d'un service chirurgical, dont le besoin se fait tant sentir, et en attendant, s'occuper de chirurgie plus spécialement qu'elle ne le fait maintenant ?

La médecine légale, dont l'Académie s'occupe encore moins, est pourtant aussi de la plus haute importance, et le principal but de son institution. N'est-il pas honteux pour notre pays, que dans le ressort d'une cour royale, on ne puisse pas trouver un homme de l'art capable de faire un bon rapport en justice sur un empoisonnement par l'arsenic, cette arme si commune des lâches, et qu'il faille avoir recours aux médecins légistes de Paris, pour éclairer les tribunaux des départemens, comme s'il ne se commettait de pareils crimes que dans la capitale, tandis que l'expérience prouve tous les jours qu'ils sont plus communs en province ; ce fait ne peut tenir qu'à l'impunité dont se flattent les pervers, à cause de la médiocrité ou de l'ignorance des praticiens sur les lumières qui éclairent la médecine légale, ce flambeau de la justice humaine, palladium des braves gens. Le procès de Marie Capelle, femme Lafarge, dont la cour d'assises de Tulle vit les longs débats , suffit pour prouver cette déplorable vérité. Combien de rapports inexacts sont tous les jours reconnus tels par le contrôle de confrères plus habiles ou familiers avec les matières les plus simples de médecine légale, dans Paris même ! Cette science est trop peu cultivée ; combien de délits restent impunis, chez les marchands de comestibles ou de boissons, faute de bons sujets pour les constater légalement !

En France, on étudie beaucoup trop les futilités, au préjudice des sciences conservatrices de la morale et de la vie des hommes, et l'Académie en donne la première l'exemple. La physique et la chimie devraient donc sérieusement l'occuper, elle devrait compter dans son sein un plus grand nombre de médecins légistes ; sous ce rapport, M. Devergie jeune ne serait-il pas mieux placé à l'Académie que M. Mellier, afin de pourvoir à la sûreté de la santé et de la vie des citoyens, si souvent mises en péril par l'igno-rance, l'incurie et la cupidité dans la capitale du monde civilisé.

Depuis plus de vingt siècles, les académies et autres sociétés de médecine ont été impuissantes pour faire progresser d'un pas la médecine pro-prement dite, ou plutôt cette science divine sem-ble avoir rétrogradé, car le vieillard de Cos guérissait mieux que nous, cela, parce qu'il était parfait observateur, et de plus, conscien-cieux à l'excès ; depuis long-temps nous ne som-mes guère ni l'un ni l'autre. Cependant, on ne doit pas désespérer d'un heureux retour sur lui-même, sous ces rapports, du corps médical ; M. Velpeau, le premier, en donnera l'exemple, à l'occasion de mon travail, qu'il a si mal jugé, pour la forme et pour le fond. M. le rapporteur ne rougira pas de changer deux fois d'opinion dans cette circonstance, puisque dans une ana-logue, il en changea trois fois, selon le dire pu-blic de son honorable collègue, M. Capuron. (Séance de l'Académie, année 1843.)

L'hygiène publique et privée est traitée avec la même incurie par notre savante Académie : cette branche de la science est cependant aussi une de ses principales attributions ; on en vit un dé-

plorable exemple par ses instructions, à l'occasion du prétendu choléra épidémique de 1832,
où les émanations du chlorure remplaçaient l'air
pur, la diète, une douce et liquide alimentation,
une ceinture de flanelle, les bains chauds en-
tiers, et l'infusion théiforme de camomille, les
bons fruits et légumes des mois d'avril, mai et
juin; c'est ce qui peut se nommer de la science
infuse; aussi un plaisant publia-t-il à cette occasion, les bouts-rimés suivans applicables d'un
bout à l'autre à la conduite de l'Académie.

« *Le Choléra-Morbus.*

» Ce monstre déchaîné, échappé des enfers,
» Parcourant sur trois pieds cet immense univers :
» Frayeur, encombrement, la hideuse misère,
» Eternels soutiens d'une horrible chimère,
» Deux ont enfin disparu de la grande cité ;
» Mais la misère y reste, ô pauvre humanité !
» Aux malheureux du pain, vêtemens et bouillon,
» Bois et linge, une meilleure habitation.
» Abandonnez l'idée de traiter par le chlorure,
» Les corps exténués faute de nourriture ;
» Fortifiez le moral, détruisez les abus,
» Tels sont les vrais remèdes au choléra-morbus. »

Un autre plaisant produisit ainsi les degrés divers de l'épidémie d'alors.

» 1° Choléra.

» 2° Cholérine.

» 3° Cholérite.

» 4° Cholérinette.

» 5° Cholérille.

» 6° Cholérillette, etc.

» Paris, ce 5 mai 1832. »

Cette singulière production, malgré sa faiblesse poétique, eut cependant un plein succès pour relever le courage des faibles et éclairer les crédules sur la manière de voir de l'Académie; la statistique est là pour le prouver, la mortalité fut beaucoup moindre dans le cinquième arrondissement qu'habitait son auteur, et surtout parmi les cholériques confiés à ses soins.

Quant à moi personnellement, en désapprobateur outré du système de traitement prophylactique et curatif que publia l'Académie, je tins en évidence dans ma salle à manger, jour et nuit, une grosse salade et un beau melon, fruits délicieux de la belle saison, dont toute ma famille fit une grande consommation, et que la Providence fournit aux humains pour tempérer l'irritation des intestins qu'y a causée le régime échauffant de l'hiver. Cette protestation, matérielle et permanente contre l'enseignement de l'Académie fut,

8

selon mon désir, adoptée par la plupart de mes cliens, mais rejetée par les hôpitaux et les grands praticiens : aussi il ne mourut que deux cents cholériques à l'Hôtel-Dieu, dans une nuit, sur le même nombre à peu près qui y était entré la veille !!! J'avoue, avec grande douleur, qu'un pareil revers ne semblait que trop légitimer les émeutes qui à cette époque eurent lieu sur le parvis Notre-Dame contre les médecins de cet hôpital, que le peuple accusait d'empoisonnement, forts innocens, sans doute, de tout le mal que fit à l'humanité le manque d'air, de propreté, de nourriture et de bonnes impressions morales dans cette insalubre maison; il en fut de même, à peu de chose près, dans les autres hôpitaux de Paris, parce que les mêmes causes y régnaient, c'est-à-dire que l'Académie royale de médecine n'y exerçait aucune surveillance pour y faire observer les plus simples règles de l'hygiène, et que les médecins titulaires de ces asiles de la misère, s'en lavaient les mains, dans la crainte peut-être, ainsi qu'elle, de déplaire aux hommes qui les paient, et de compromettre ainsi leurs fonctions ou emplois, comme si un vrai médecin devait avoir d'autres craintes que celle de manquer d'humanité et à son devoir !!!

Désespéré de tant de calamités qu'il était si facile d'éviter, j'adressai la lettre suivante au maire du cinquième arrondissement, le 3 avril 1832 :

Monsieur le Maire, la gravité des circonstances, autant sous le rapport de la santé que de la tranquillité publique, ne me permettent pas de garder le silence sur une foule de faits consignés dans l'histoire, dans les journaux de notre époque et sur ce qui se passe autour de nous. Toutes les personnes instruites et le monde médical savent parfaitement qu'Hippocrate détruisait les épidémies au moyen de l'air, de l'eau et du régime; on en voit la preuve dans son traité des eaux, des airs et des lieux, et principalement dans celui des épidémies ; on n'ignore pas non plus que sous le règne de Louis XV, le choc des intérêts privés et de l'amour-propre entre les personnes de l'art, qui auraient dû en faire l'abnégation en faveur de leur pays , causa, dis-je, la perte de plusieurs millions d'hommes, à la honte des médecins et de l'administration de cette époque.

De nos jours, M. le Maire, on connaît le triste résultat des ouvertures de corps et des dissections complètement inutiles à l'humanité, faites par amour de la science ou par dévouement à l'occasion du choléra-morbus de Pologne, où la mortalité a constamment marché , en raison directe des efforts malheureux des médecins.

Ces tristes expériences doivent, ce me semble, guider les médecins et l'administration. L'impuissance avouée de tous les moyens employés à l'Hôtel-Dieu, par des hommes d'un grand mérite, doit convaincre que cette maison n'est pas disposée pour la guérison des cholériques, puisqu'elle est privée d'air, et que le peu qu'on y respire est empoisonné et humide ; c'est une vérité que je ne craignis pas de dire publiquement en 1831, aux mois de septembre et d'octobre, lors d'un concours pour le bureau central d'admission auquel je pris part, ajoutant que si le choléra-morbus se logeait à l'Hôtel-Dieu, tout Paris serait ravagé par cet horrible fléau. Dieu veuille que ma prophétie ne se réalise pas.

J'ajouterai, M. le Maire, à tous ces faits, qu'à Wilna, en 1813, à l'hôpital Saint-Pierre, je vis diminuer la mortalité des neuf dixièmes en quelques semaines, uniquement au moyen du régime et de l'hygiène ; les numéros 31 et 63 de *la Lancette française*, 4 août et 20 octobre 1831, relatent ces faits plus amplement, dont j'ai les preuves en mains.

L'intérêt général et l'humanité, M. le Maire, semblent donc demander impérieusement qu'on donne à l'Hôtel-Dieu une toute autre destination, et que les malades soient placés dans un local ou établissement plus convenable pour un hôpital ; j'oserai dire que je n'en connais point qui réunissent toutes les conditions désirables pour les malades, les habitans de Paris, les médecins et les élèves, comme le fait le palais du Luxembourg. Cette proposition, M. le Maire, paraîtra étrange, mais si on considère tout le bien qui peut en résulter, MM. les vénérables membres de la Chambre des pairs et le gouvernement se feront un vrai plaisir de faire ce sacrifice à l'humanité et au bien public.

J'ai l'honneur d'être avec le plus grand respect, etc.

Ce langage fut loin de celui que tint alors notre Académie ; mais le soin de sa conservation la touche avant tout, à cette fin, elle ne craint même pas de faire rire et de publier des absurdités ; qui pourrait croire, par exemple, qu'elle trouve les émanations de la voirie de Montfaucon très salubres, et en donne pour preuve, qu'une femme et un enfant s'abritèrent du mauvais temps, fort souvent, sans altérer leur santé, dans la carcasse d'un cheval (Réveillé-Paris, *Une Saison à Montmorency*). Voilà l'hygiène que fait l'Académie ! Guitton Morveau ne parla jamais mieux. Notre spirituel confrère en dit bien d'autres, plus ou moins comiques, sur le compte de cette compagnie, qui cependant pourrait être grave, imposante et surtout utile, si elle le voulait bien.

Ici doit se terminer ce que j'avais à dire touchant le but principal du fondateur de l'Académie, dont le règne fut marqué au coin de la morale et de la philanthropie, et sur les devoirs de MM. les académiciens, comme hommes et comme médecins; si la compagnie savante les remplit si mal sous ces deux rapports, je l'ai déjà dit, cela tient à son règlement, et quelquefois à des instructions particulières et mystérieuses que la politique enfante si souvent.

Récapitulation.

La nouvelle méthode de traitement pour les fractures du corps et du col du fémur, m'appartient exclusivement, quoi qu'en dise M. le professeur Velpeau; il est indubitable, ainsi que l'expérience l'a prouvé trois fois à sa connaissance, qu'elle est simple, facile à employer et d'un succès presque certain, tandis que les autres moyens connus jusqu'à ce jour, sont inutiles, insuffisans ou nuisibles : l'état où se trouve le duc de Bordeaux confirme cette assertion. La chronique publique dit qu'il y a raccourcissement d'environ cinq centimètres (quinze lignes) du membre qui fut fracturé, cela m'a été affirmé par M. le docteur L. L. et par M. F. M. ; j'en fis la prédiction consignée dans le mémoire que je lus à l'Académie (*voyez* première partie, page 7). *Le National*, dans son numéro du 27 septembre 1843, parle d'une lettre de Dresde, du 17 dudit mois, marquant « que le duc de Bordeaux boite par suite » de l'accident qui lui est arrivé, ce que ses » partisans ne veulent pas avouer. »

Le Journal des Villes et des Campagnes, numéro du 28 décembre 1843, dit que le prince a une raideur prononcée dans la jambe qu'il s'est cassée, qui paraît venir du genou, dont l'articulation est privée de mouvemens; il accuse le *juste milieu* d'avoir répandu le bruit qu'il ne remonterait plus jamais à cheval.

C'est ainsi que la politique, la rivalité des hommes de l'art, l'intérêt privé et l'amour-propre, ont jusqu'ici jeté un voile épais sur le vrai caractère de la fracture de ce prince, et sur le genre de guérison qui est résulté du traitement douloureux et incommode qu'on lui fit supporter si empiriquement.

M. le marquis d'Aligre, pair de France, qui se

fractura le fémur en décembre 1842, n'a pas été mieux traité par nos maîtres de l'art, quoique les journaux aient publié sa parfaite guérison, au mois d'avril ou de mai 1843, et que son guérisseur ait obtenu, pour cette prétendue cure, un *magnifique cadeau*; quoi qu'il en soit, d'ailleurs, le fait bien positif est que M. le marquis souffre encore, peu à la vérité, de sa blessure, mais il ne peut se tenir debout sans l'appui des béquilles et de ses médecins, aujourd'hui 25 décembre 1843, au dire des personnes de service de sa maison; cependant, M. le marquis m'avait fait promettre de m'admettre auprès de lui, afin de vérifier les faits par moi-même : j'attends cet honneur depuis le 10 octobre de la dite année.

Les enfans supportent l'appareil gaîment pendant plusieurs mois, les adultes ne peuvent pas en souffrir davantage; il est moins volumineux que celui de Dessault, même pour les doubles fractures.

M. Velpeau ne réunissait pas les conditions indispensables pour bien juger mon travail; il était prévenu contre, et il ne l'avait pas étudié avant de faire son rapport.

L'Académie royale de médecine, elle-même, n'a pu connaître assez mon procédé pour le juger, attendu : 1° que lorsqu'il lui fut communi-

qué, il y avait tout au plus vingt ou vingt-cinq
membres présens à la séance en ce moment;
2° que M. le rapporteur lui a présenté un travail
tronqué, rempli d'erreurs, de sophismes et d'o-
missions; 3° enfin, parce que cette compagnie n'a
pas assez d'indépendance dans son organisation,
pour rendre justice aux médecins indépendans.

Mon appareil convient à tous les âges, à tous
les sexes, à toutes les fortunes, à toutes les po-
sitions sociales et à tous les pays, par sa simplicité, son prix (presque nul) et les facilités de se
le procurer.

L'écrasement de l'extrémité supérieure du
fémur est un cas grave chez les enfans, les fractures de la partie moyenne de cet os le sont beaucoup moins; or Lucien Krémer eut le fémur brisé
à sa partie supérieure, il guérit sans raccourcissement, et supporta mon bandage parfaitement,
tandis que Jean-Eugène Chéring, dont nous avons
déjà parlé, traité par la méthode ancienne, a
guéri avec un raccourcissement d'un centimètre
cinquante millimètres, quoique fracturé à la partie moyenne de cet os.

Les fractures du fémur et surtout celles de sa
partie supérieure, sont moins communes que ne
le prétend M. le rapporteur, puisque en deux
ans, à l'hôpital des enfans, il ne s'est rencontré

que cinquante-une fractures de la cuisse sur
neuf cents fracturés, et que M. Guersent fils ne
cite pas un seul cas de brisement de la partie supérieure du fémur. La plupart, dit-il, guérirent
sans raccourcissement, mais les rachitiques eurent toujours plus ou moins de difformités; or le
jeune Mortas, profondément rachitique, guérit
sans aucune difformité, comme on sait; bien
mieux, il boitait avant la fracture, après la guérison de celle-ci, il ne boitait plus.

Les doubles fractures du fémur sont assez
communes pour qu'on doive s'en occuper, elles
arrivent dans les proportions d'une sur vingt-
cinq, chez les enfans, ainsi que le dit M. Guersent, et que le prouve l'observation de Jean-
Baptiste Manières; chez les adultes, elles sont
plus fréquentes encore. Il y avait donc lieu d'examiner mon double appareil pour les cas de
doubles fractures; il est amplement décrit dans
le mémoire que je lus devant l'Académie, et
il est d'un emploi aussi facile que celui dont
s'occupa M. le rapporteur. Il n'en dit pas un
seul mot; il passa aussi sous silence les deux cas
de fractures à la cuisse, connus parfaitement de
lui et de l'Académie, avant de lui présenter son
rapport.

De nos jours, nos plus grands maîtres s'accor-

dént à ne poser pour les fractures du corps, et
surtout du col du fémur, aucune force d'extension et de contre-extension ; selon M. Velpeau,
il ne faut dans ces cas aucun appareil, la position, un simple bandage suffisent ; mais il ne dit
pas ce qui résulte de ce singulier traitement, il
n'ose pas dire avoir guéri ceux-ci par centaines :
moi, j'affirme qu'ils sont tous estropiés, même
le duc de Bordeaux, dont le membre qui fut
fracturé est beaucoup plus court que l'autre,
nous l'avons déjà dit.

Mon innocent appareil doit donc être au moins
essayé, pour les adultes, quoi qu'en dise M. le
rapporteur, puisque les enfans s'en trouvent
parfaitement bien, et que pour les premiers il
n'existe aucun moyen pour le remplacer.

Richerand, et un grand nombre d'autres auteurs, conseillent de lever et de renouveler l'appareil tous les huit ou neuf jours, et de ne le
supprimer qu'au bout de quarante-cinq jours ;
le mien ne se renouvelle tout au plus qu'après
un mois, à moins de circonstances extraordi-
naires. Les soins de propreté sont faciles à observer durant l'usage de mon appareil ; une bande
de taffetas gommé dont on enduit les parties su-
périeures des cuisses, et une éponge fine, placée
sous le périnée, suffisent pour remplir cette in-

dication; j'en parle ici pour la première fois, quoique j'en aie fait usage chez les enfans fracturés, Mortas et Leroux : c'est un oubli que je me plais à réparer.

La majorité de l'Académie eût été pour mon très utile travail, si elle l'avait connu ; elle se serait rendue à l'évidence des faits, qui sont tous en sa faveur. Tôt ou tard, mon œuvre sera justement appréciée par elle, j'en suis convaincu; elle me rendra complètement justice en l'adoptant, ainsi que le public médical; l'un et l'autre ne voudront pas priver plus long-temps l'humanité d'un secours efficace, dans des cas malheureux et graves, réputés incurables souvent. L'accomplissement de ce vœu serait la meilleure et la plus chère récompense que je désire et que je puisse recevoir.

FIN.

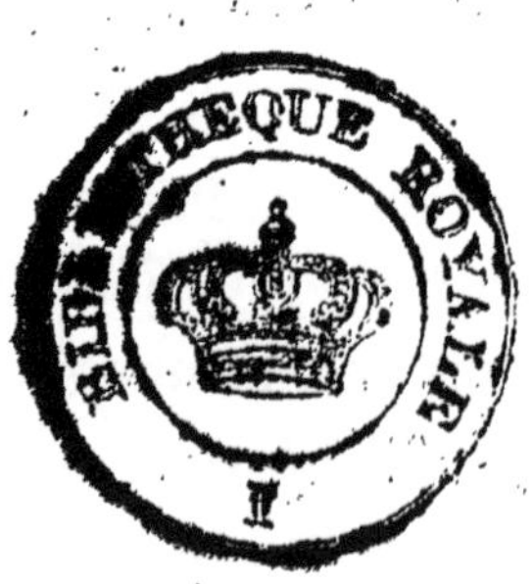

TABLE DES MATIÈRES.

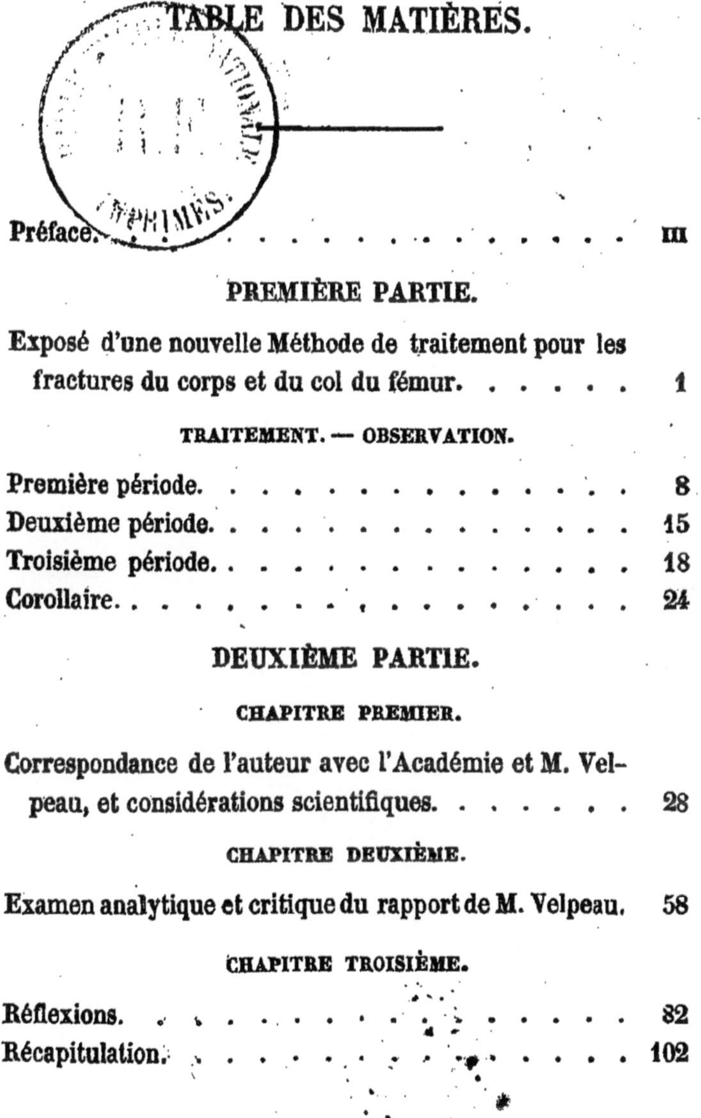